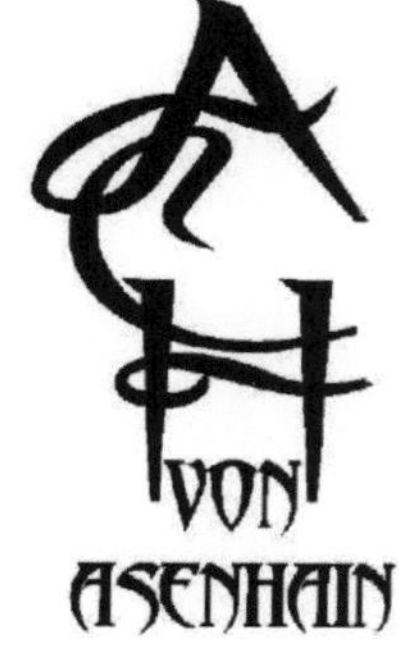
VON
ASENHAIN

Der Körper leidet wenn die Seele weint

Charakter und Verhaltensmuster als Ursache von Krankheiten

Karla Moser

Impressum

Fachlektorin und redaktionelle Bearbeitung:
Dr. med. Claudia Moser
Lektorat: Angelika Baiguera
Texte: geistiges Eigentum von Karla Moser
Motive: Freyja Gräfin von Asenhain
Bildmaterial: Eigentum des AnamCaraHaus von Asenhain Verlag
Herstellung: AnamCaraHaus von Asenhain Verlag Schorndorf
Umschlaggestaltung: Hartmann Heldt/Dr. Claudia Moser,
Bildbearbeitung, Satz und Layout: Freyja Gräfin von Asenhain

Alle Angaben und Berichte erfolgten nach besten Kenntnissen und bestem Wissen. Die Anwendung der empfohlenen Therapien erfolgt auf eigenes Risiko.
Die Autorin haftet nicht für eine im Buch empfohlene Therapie in der Anwendung oder Folgen aus den Empfehlungen.

ISBN: 978-3-946414-02-5 = Paperback
ISBN: 978-3-946414-03-2 = Hardcover
ISBN: 978-3-946414-04-9 = eBook
Ausgabe November 2018

ISBN: 978-3-946414-05-6 = Paperback English
ISBN: 978-3-946414-06-3 = Hardcover English
ISBN: 978-3-946414-07-0 = eBook English

www.anamcara.haus
Uhlandstraße 90
D 73614 Schorndorf
Telefon: +49 7181 65844
Mobil: +49 152 28601912

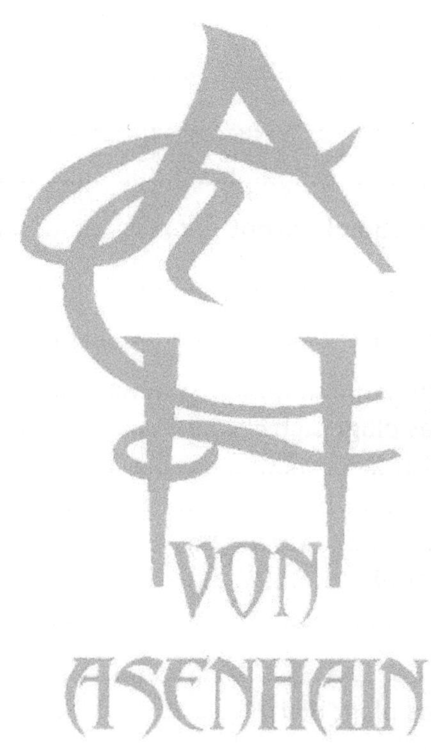
VON
ASENHAIN

Inhaltsverzeichnis

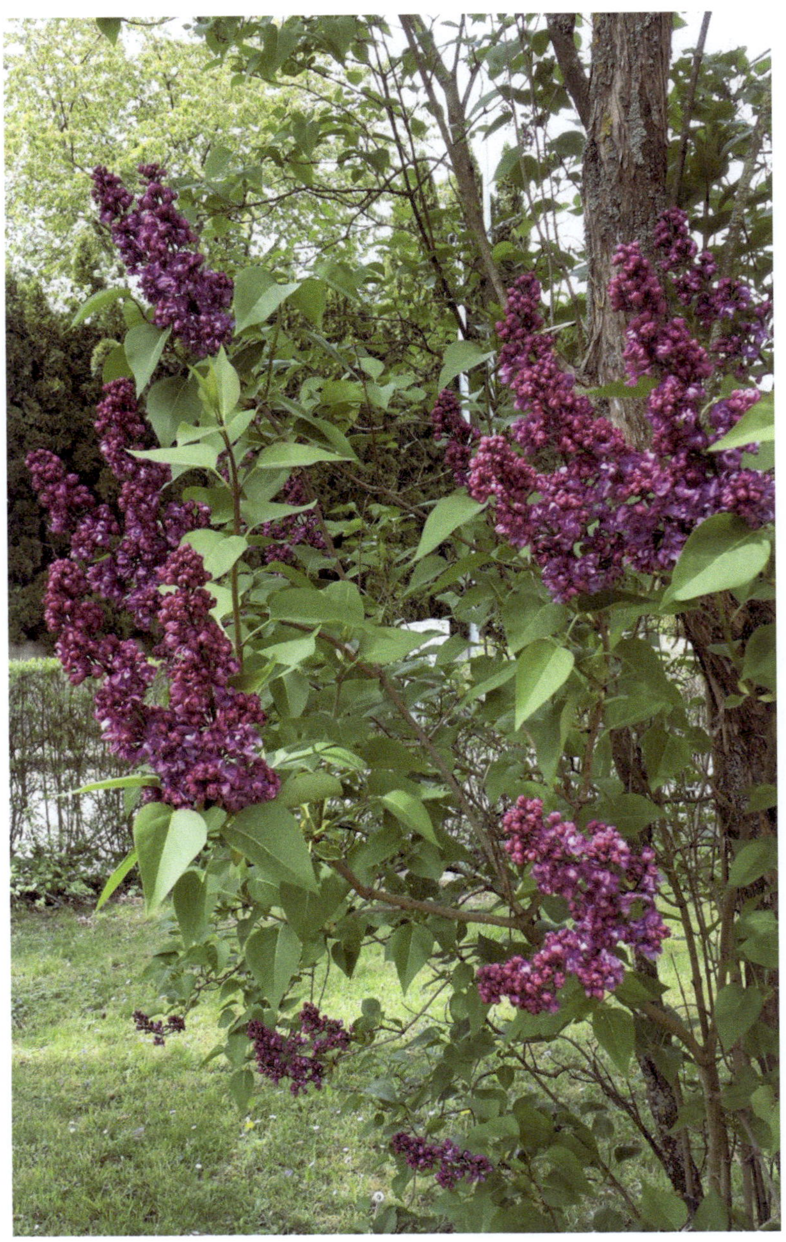

Danksagung

Ich danke all den Personen, die mich schon seit Jahrzehnten begleiten, Freunde und Patienten. Durch ihr Dasein hatte ich die Möglichkeit, intensive Studien zu betreiben, Erkenntnisse und Wissen zu sammeln und erfolgreich mein Wissen an Sie weiter zu geben.
An ihnen konnte ich miterleben, ob mein Rat, meine Unterstützung und Hilfe erfolgreich waren.

Meine Tochter, Dr. med. Claudia Moser, ist natürlich mit an erster Stelle zu nennen. Ihr danke ich besonders für die aufwendige fachlich-medizinische Beratung zu diesem Buch. Sie half mit, viele Details deutlicher und klarer darzustellen und auszudrücken.

Ich freue mich sehr, dass sie viele Probleme für sich alleine auf ihre ganz eigene Art, auch auf neuen und ungewöhnlichen Wegen, löst. In ihr sehe ich mehr und mehr mein Spiegelbild.

Ich danke meiner Lektorin und Freundin Angelika. Es macht mir große Freude mit ihr zusammen zu arbeiten.
Besonders bedanke ich mich auch bei meinen Freunden Rosita, Ute und Chris, die vorab das Buch gelesen haben und mir noch wichtige und interessante Hinweise gaben.

Karla Moser
Schorndorf, November 2018

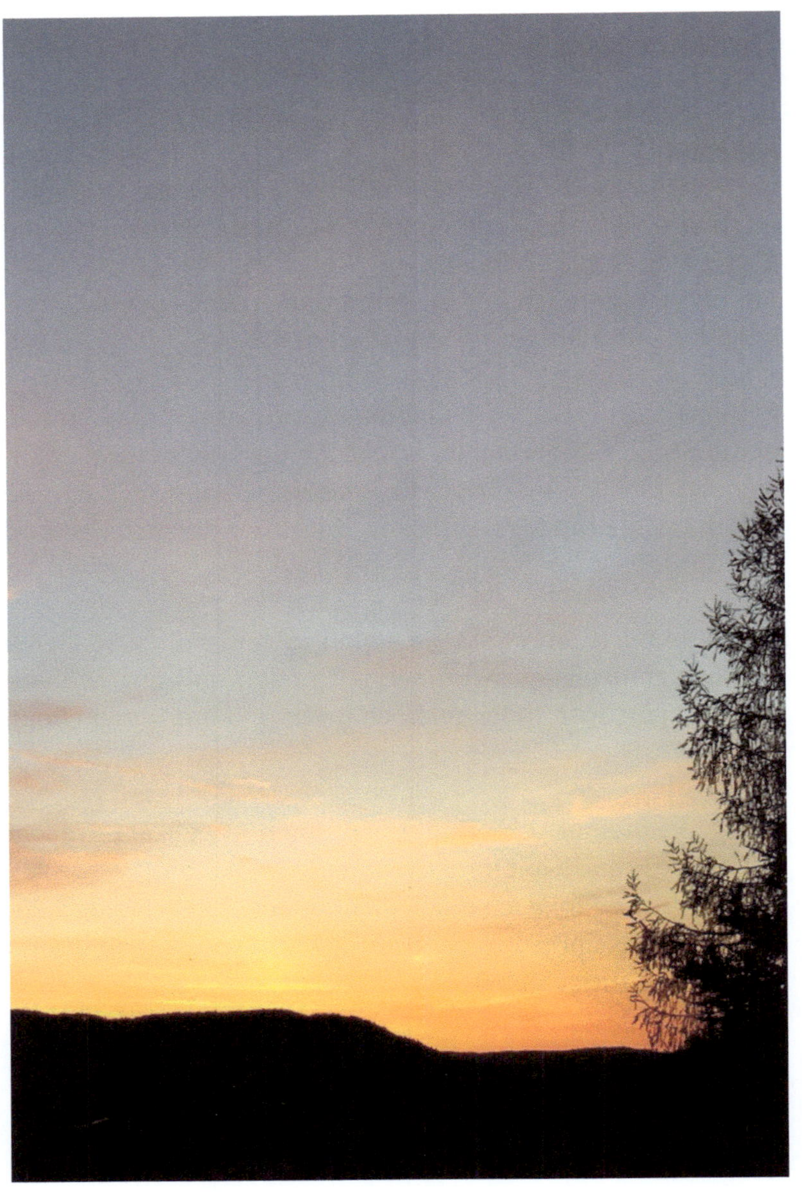

Vorwort

Meine nun 40jährige Erfahrung in der Naturheilkunde veranlasste mich zum Schreiben dieses Buches.

Nach vielen Jahren höre ich immer wieder die Patienten sagen: Ich habe mich damals an Ihre Anweisungen gehalten und es ging mir die ganzen Jahre gut. Jetzt musste ich mal wiederkommen, weil ich mit meiner jetzigen Lebenssituation nicht zu recht komme und ich will, dass es mir wieder gut geht.

Wie so vielen meiner Kolleginnen und Kollegen sowie Patienten ging es mir zu Beginn meiner Praxistätigkeit nicht anders: Ich glaubte daran, dass nur das real und wirklich ist, was ich mit meinen eigenen Sinnen wahrnehmen konnte: Sehen, Hören, Riechen, Tasten, Schmecken.

Ich wollte und konnte nicht verstehen, dass jede Erkrankung mit seelischen Vorgängen verknüpft ist. Meine Tätigkeit hat mich jedoch recht schnell eines Besseren belehrt.

Die Neugier trieb mich in den Bereich der Hypnose- und Reinkarnationstherapie. Es zeigte sich, dass es für mich noch viele unbekannte Bereiche zu erschließen gab. Diese Therapie half mir dabei, alte Vorstellungen abzulegen. Die Welt des Unterbewusstseins zeigte sich jetzt als ein wesentlich größeres Betätigungsfeld als die sogenannte reale Welt.

Die ersten Kenntnisse in Bezug auf die Verbindungen zwischen unserem Körper und der Seele verschaffte ich mir durch ein Buch zu diesem Thema. Es folgten dann noch einige andere Bücher nach.

Daraufhin suchte ich bei den Krankheiten nach seelisch-geistigen Ursprüngen und Zusammenhängen. Ich beobachtete, vertiefte mein Wissen, zog Schlüsse und erarbeitete eine Behandlungsmethode, um dem Patienten nicht nur körperlich Erleichterung zu bringen, sondern ihnen auch im seelischen Bereich den Leidensdruck zu nehmen oder wenigstens zu mildern.

Deutliche Zusammenhänge wurden sichtbar zwischen seelisch-geistigen Problemen und den körperlichen Reaktionen darauf. Diese Probleme müssen gelöst werden, um gesunden zu können!

Ich stellte fest, dass die Ursache von Krankheiten in jedem Einzelnen von uns selbst liegt. Dass wir aufhören müssen einen Schuldigen zu suchen, den wir für unsere eigenen Missstände verantwortlich machen können.

Wir sollten damit anfangen, uns selbst zu verändern.

Nur wir selbst können mit einer anderen Sichtweise zu uns und der Umwelt gegenüber eine Verbesserung unseres Leidens und Lebensbildes erarbeiten.

Für mich ist ein Gedicht, welches mir ein junger Lehrer vor 60 Jahren in mein Poesiealbum schrieb, immer gegenwärtig geblieben:

„Halte dich rein und sauber
denn du selbst bist das Fenster
durch das du die Welt siehst".

Rein und sauber bedeutet für mich Klarheit.
Wie so oft erkannte ich:

Wenn ich mich verändere, verändert sich die Welt.

Der Mensch und sein Umfeld ist das Spiegelbild seiner Seele.

Jede Krankheit entwickelt sich aufgrund bestimmter Verhaltensweisen! Diese sind geprägt durch traditionelle, kulturelle und angeborene sowie anerzogene Einflüsse.

Gesundheit ist nicht nur das Fehlen von Krankheit. Gesundheit ist absolute Harmonie mit sich selbst. Harmonie ist Vollkommenheit: Eine Einheit zwischen Körper, Seele und Geist.

Vollkommene Gesundheit bzw. Harmonie ist eins sein mit dem Göttlichen.
Krankheit ist in dem Punkt, wo sich die Krankheit zeigt, demzufolge Entfernung vom Göttlichen. (nach Baird T. Spalding, 1897).

Mir fielen passend zu den Erkrankungen die volksmundartigen Aussagen ein, die schon seit Jahrhunderten einen Hinweis in die Richtung der Erkrankung geben. Diese volksmundartigen Aussagen zeigen emotionale Vorgänge, die auf der Körperebene ihren Ausdruck finden.

Es soll keine Wertung in diesem Buch stattfinden. Jeder von uns - der eine mehr, der andere weniger - ist von diesen Zusammenhängen betroffen. Meine Schlussfolgerungen bezüglich körperlicher Reaktionen aufgrund seelisch-geistiger

Vorgänge sind ausschließlich Beobachtungen und Erfahrungen meiner langjährigen Praxistätigkeit. Sie beanspruchen keine Vollkommenheit und können durchaus in medizinisch-wissenschaftlichen Bereichen anders interpretiert werden. Sie sollen lediglich als Anregung dienen, um sich selbst besser kennen zu lernen.

Sollten Übereinstimmungen mit anderen Autoren festgestellt werden, so sind diese rein zufällig. Es zeigt nur, dass diese zu den gleichen Ergebnissen und Erkenntnissen gekommen sind wie ich. Jeder mag selbst beurteilen, inwieweit die Ausführungen auf ihn persönlich zutreffen.

Liebe Leserinnen und Leser,
ich wünsche Ihnen von Herzen, dass Sie aufgrund meiner Erfahrungen zu Ihrer persönlichen Erkenntnis gelangen und Sie sich dadurch ein schönes und glückliches Leben erarbeiten können.

Gutes Gelingen!
Karla Moser, Schorndorf Oktober 2018

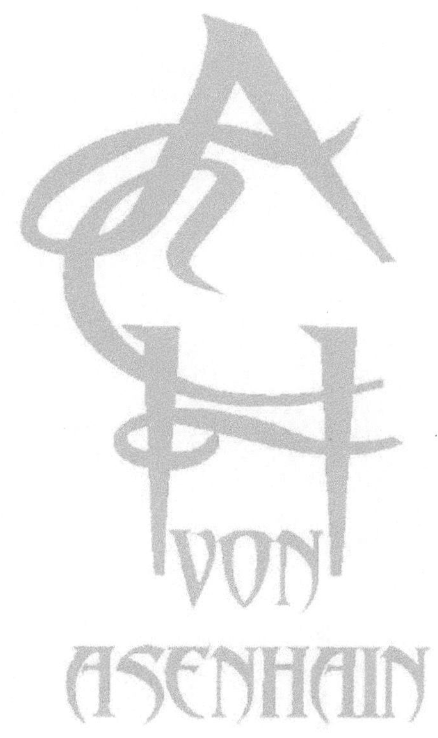
VON
ASENHAIN

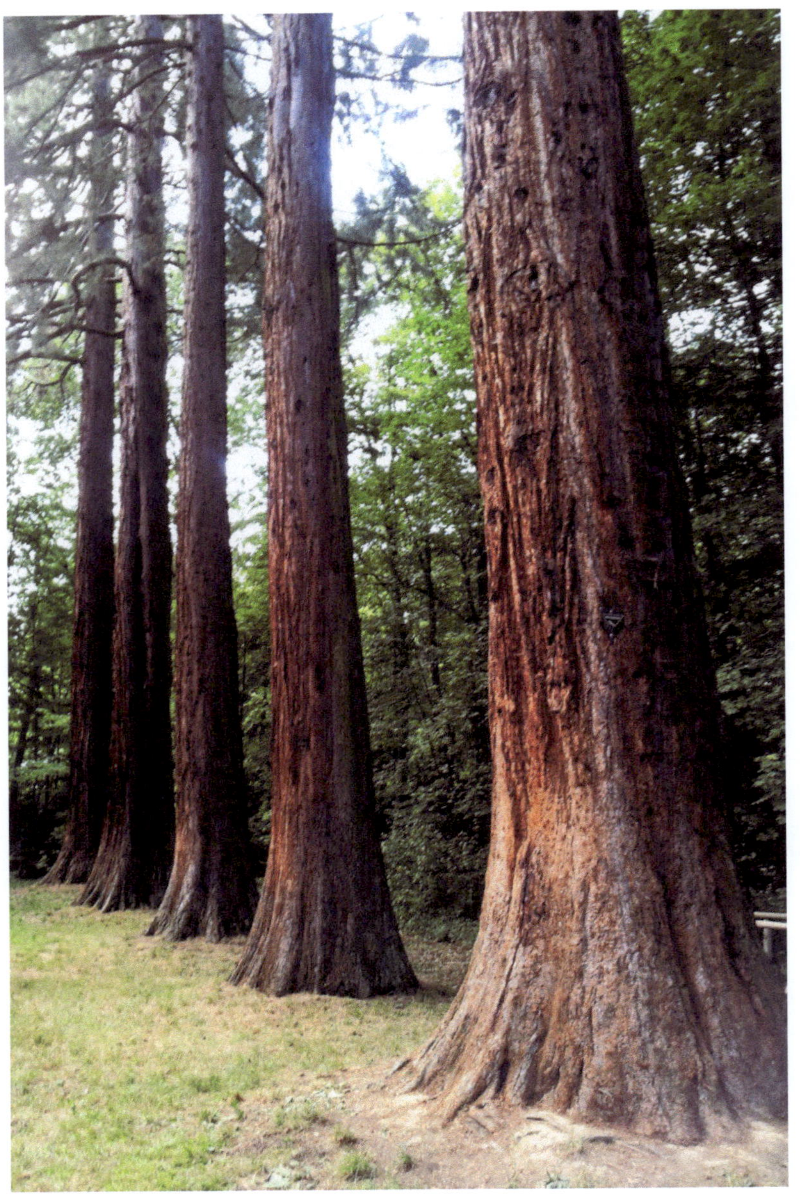

In Memoriam

Schlagartig und viel zu schnell wurde mein über alles geliebter Lebensgefährte und Mitarbeiter Hartmann Heldt aus seinem Leben gerissen.
Seine Mitarbeit bei all meinen Veröffentlichungen fehlt mir sehr.

Für seine Unterstützung und Hilfe, die Geduld, meine Bücher zu veröffentlichen, bin ich ihm zutiefst dankbar.
Bei meinen Verlagsautoren war er wegen seiner ruhigen und besonnenen Art sehr geschätzt.
Danke, dass Du immer für mich da warst.

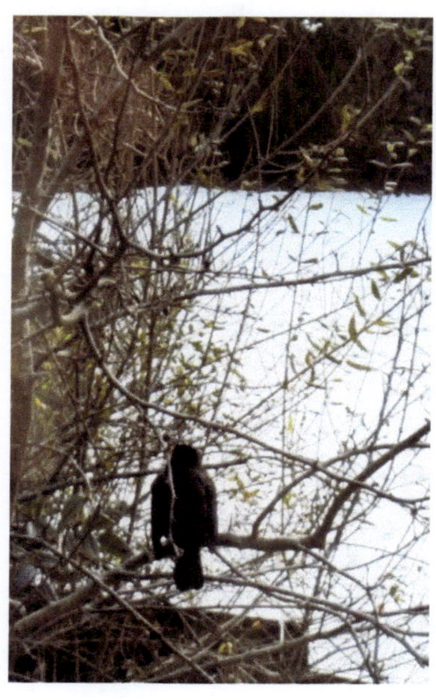

Deine Begleitung in all diesen Jahren war für mich eine Bereicherung. Du hast mir gezeigt, dass es Lebenspartner gibt, mit denen man eine ganz wunderbare Beziehung haben kann. Ich werde Dich nie vergessen und immer in meinem Herzen haben.

Die Lücke, die Du in unserer Mitte hinterlassen hast, ist nicht zu schließen, denn Du bist für uns einzigartig und einmalig. Schön, dass Du bei uns warst.

Schorndorf, Anno 09.01.2017

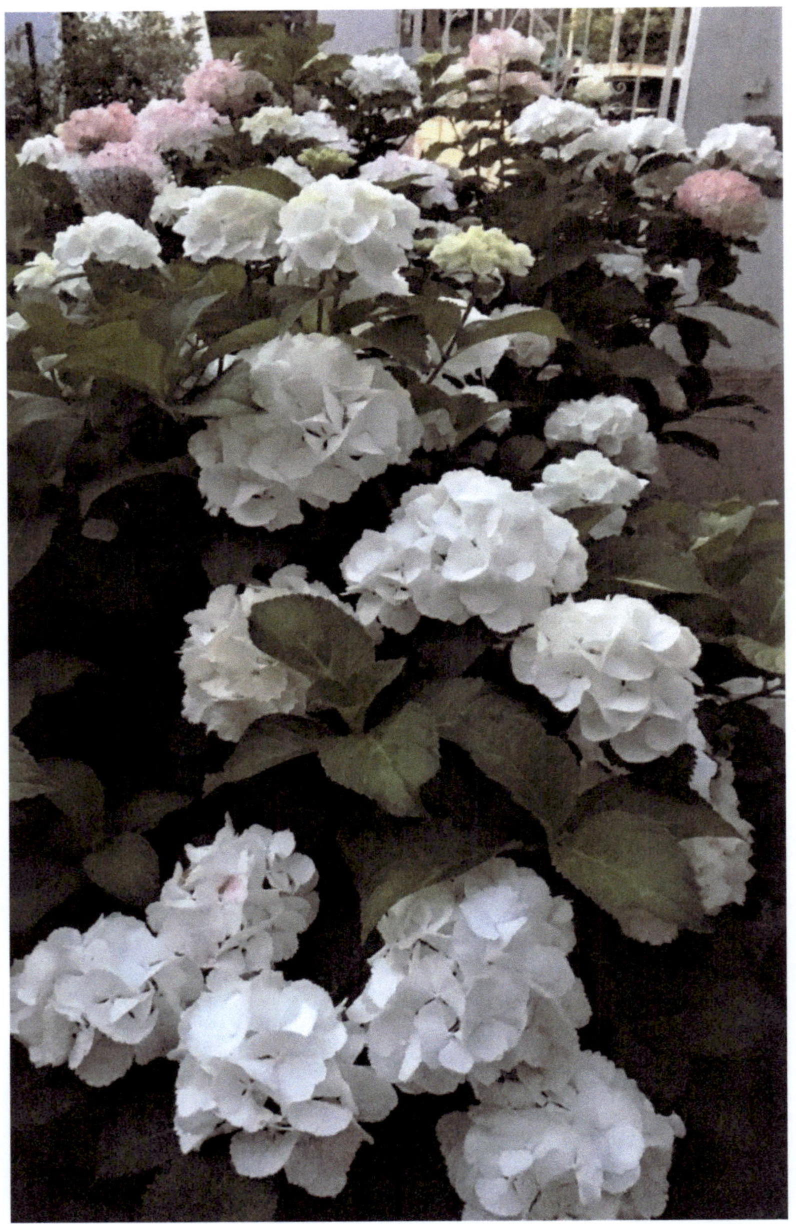

Einleitung

In den meisten Fällen ist ein Zusammenhang zwischen körperlichen Beschwerden und seelisch-geistigen Problemen nicht sofort erkennbar, weil die Erkrankten ihr ungesundes Verhaltensmuster nicht kennen. Wieso sollten sie dort Probleme sehen? Haben sie doch in der Regel Verhaltensweisen von den Altvorderen übernommen („Vererbung von Krankheiten").

Sie alle waren in ihre Verhaltensabläufe eingebettet und kamen überhaupt nicht auf die Idee, dass etwas nicht stimmt oder sie es nicht richtig handhabten.

Nur wenig Menschen sind in der Lage, ihre Situation klar zu erkennen, sich zu verändern und von sich aus eingefahrene Wege, die Prägung, die Matrix, zu verlassen. Einfach das Leben und sich mal von einer anderen Seite aus zu betrachten.

Es ist nicht der Sinn von Therapeuten im Heilberuf, die die seelisch-körperlichen Zusammenhänge erkennen, langwierige psychologische Gespräche mit dem Patienten zu führen. Da sind geschulte Spezialisten gefragt. Es ist vielmehr so, dass wir ihm aufgrund unserer Kenntnisse eine praktische Lebenshilfe anbieten können.

Der Patient beginnt mit ganz wenigen Veränderungen, damit die Gesundung überhaupt eine Chance hat. Viele kleine Schritte, die in Richtung Gesundheit gegangen werden, sind letztendlich ein großer, für den Patienten bedeutsamer Schritt.

Selbstverständlich steht sein körperliches Leid, nicht die akute Erkrankung mit ihrem seelischen Hintergrund, an erster Stelle der Behandlung.

Mehrere Ursachen können zu einer Erkrankung führen. Das ist so offensichtlich wie z.B. Fehlernährung, Stress, Unfälle, Operationsfolgen, Behinderungen, Medikamentenmissbrauch. Sie können eine andere Bedeutung haben oder Hinweis auf die vielfältigen seelischen Auswirkungen einer Krankheit auf die betroffene Persönlichkeit sein. Das ist allerdings nicht Thema dieses Buches.

Krankheiten sind jedoch immer eine Reflexion der Seele. Mit einer veränderten Lebenseinstellung und Lösen von Problemen können wir gesunden und ein glückliches Leben führen. Dann können wir krankheitsbedingte Einschränkungen besser akzeptieren und – wenn eine Gesundung nicht mehr möglich ist – gut bzw. besser damit leben.

Eine Therapie ist immer etwas ganz individuelles und sollte auf die Persönlichkeit des Patienten abgestimmt sein. In der Regel kommt man bei den in diesem Buch beschriebenen Erkrankungen nicht ohne eine medikamentöse Behandlung aus.

Meine jahrzehntelange Erfahrung mit der Blutegeltherapie hat gezeigt, dass diese Therapie einen fast universellen Charakter für mich hat. Die Blutegel wirken auf das Blut. Blut ist überall vorhanden, Blut bedeutet Leben, Blut durchdringt das Bindegewebe, die Organe, Blut versorgt jede Zelle unseres Körpers mit Sauerstoff. In allen Teilen unseres Körpers, die nicht mehr richtig funktionieren, die uns Beschwerden machen und schmerzen, ist auch die Durchblutung gestört.

Die Blutegel setzen Stoffwechselvorgänge in Gang sowohl im körperlichen als auch im seelischen Bereich, lösen seelischen Müll, entschlacken und erneuern.

Alle Therapieformen, die in diesem Buch genannt werden, können mit der Blutegeltherapie positiv unterstützt werden.

Das Einzige, das bei der Behandlung mit Blutegeln beachtet werden muss, sind die Gegenanzeigen. Diese sind - glücklicherweise - nur bei wenigen Patienten vorhanden.

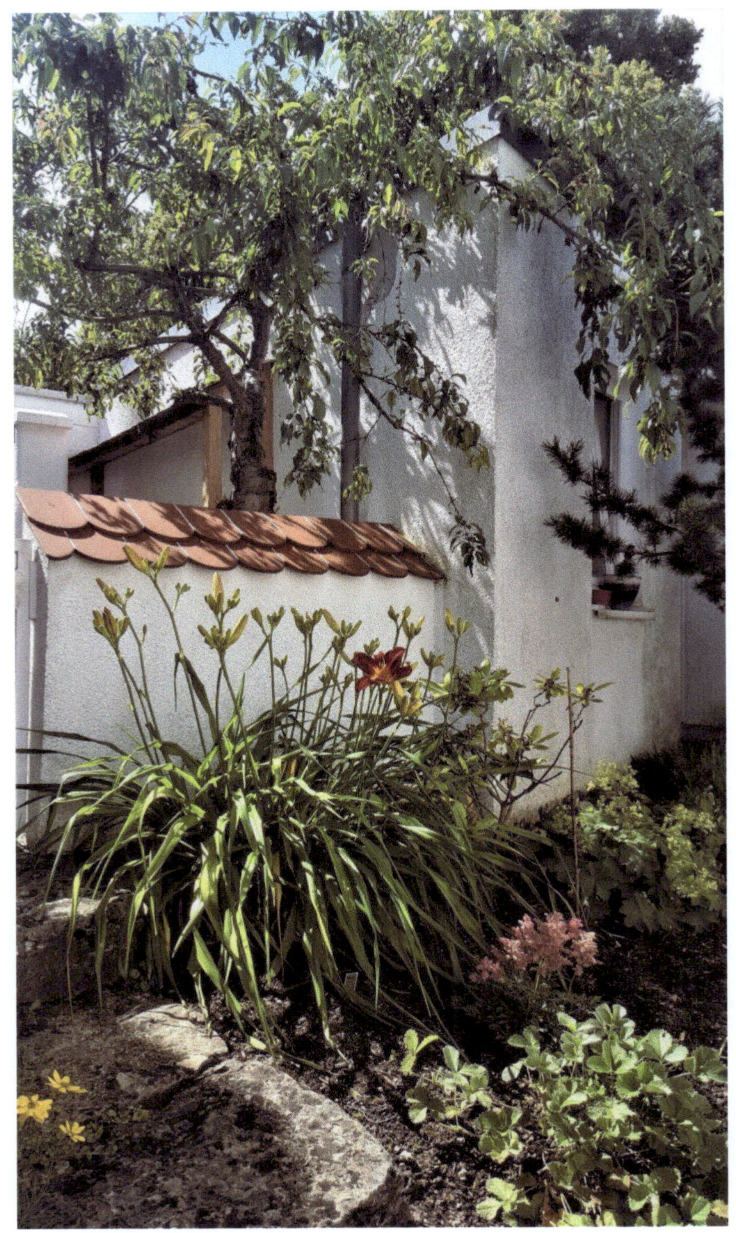

Ganzheitliches Therapiekonzept

Um zu gesunden ist es wichtig, dass der Mensch lernt, seinen Körper, Seele und Geist in Einklang zu bringen. Dies bedeutet, dass die eigenen Emotionen vom Geist daraufhin überprüft werden sollten, ob diese für ihn selbst richtig sind.
Auf der anderen Seite müssen die eigenen Emotionen den Verstand kontrollieren, ob dieser für ihn selbst richtig gedacht hat.

Allem voran steht das richtige Denken und richtige Fühlen für sich selbst. Richtig gedacht oder gefühlt ist immer in dem Sinn, dass wir mit uns eins sind, uns leben, loslassen, ohne auf Kosten anderer zu leben, also lieben.

Richtig oder falsch sind dabei keine absoluten Begriffe, denn wir können es nur für uns selbst richtig oder falsch machen. Denn das, was für den einen richtig ist, muss für den andere nicht zwangsläufig auch richtig sein.

Die rechte Körperhälfte stellt die rationale (Yang)Seite des Menschen dar,
die linke Körperhälfte die emotionale (Yin) Seite des Menschen.
Kopf - Verstand ist rational,
Bauch - Gefühl ist emotional.

Erkrankungen an paarigen Organen (z.B. Ohren, Augen, Lungenflügel, Arme, Beine, Ovarien, Nieren) drücken Probleme mit Partnerschaften aus.
Mit Partnerschaften sind nicht nur die Angetrauten gemeint, sondern auch Beziehungen zu Kindern, Eltern, Verwandten,

Freunden, Vorgesetzten usw., also alle zwischenmenschlichen Beziehungen.

Viele Krankheiten haben unterschiedlichste Ursachen und natürlich auch dementsprechend verschiedene seelische Hintergründe.

Manche Verhaltensmuster können sich bei den einzelnen Persönlichkeiten unterschiedlich manifestieren. Beim Lesen des Buches werden Sie deshalb feststellen, dass sich bei manchen Krankheiten die Psychodynamik, also die hinter der Krankheit stehenden emotionalen Geschehnisse und Verhaltensweisen, gleichen. Je nach Konstitution und genetischen Veranlagungen wirken sich gleiche Charaktereigenschaften in unterschiedlicher Weise aus. Das bedeutet, dass bei verschiedenen Personen mit dem gleichen Verhaltensmuster andere Krankheiten auftreten.

Das Buch dient nicht dazu, Fehler oder Fehlverhalten (bzw. die daraus entstandene Erkrankung) vorzuhalten, sondern sich selbst und die Mitmenschen besser kennen und verstehen zu lernen. Und sich dann – wenn man gewillt und fähig dazu ist - um die eigene Gesundung zu kümmern.

Worterklärungen

Pathogenese

Als Pathogenese (patho- = krankhaft, Krankheit; genesis/Genese = Entstehung, Entwicklung) bezeichnet man die Entstehung einer Krankheit.
Die Pathogenese beantwortet also die Frage, welche Prozesse im Körper ein Krankheitsbild verursachen.

Therapie

Verschiedene Maßnahmen, die zusammen bewirken sollen, dass eine Krankheit geheilt wird.

Psychodynamik

Psychodynamik als „Lehre vom Wirken innerseelischer Kräfte“ beschreibt Einflüsse auf Befindlichkeit und Verhalten des Menschen.

Fazit

Ergebnisse und Schlussfolgerungen aus meinen Überlegungen mit Empfehlungen zu möglichen Verhaltensanpassungen.

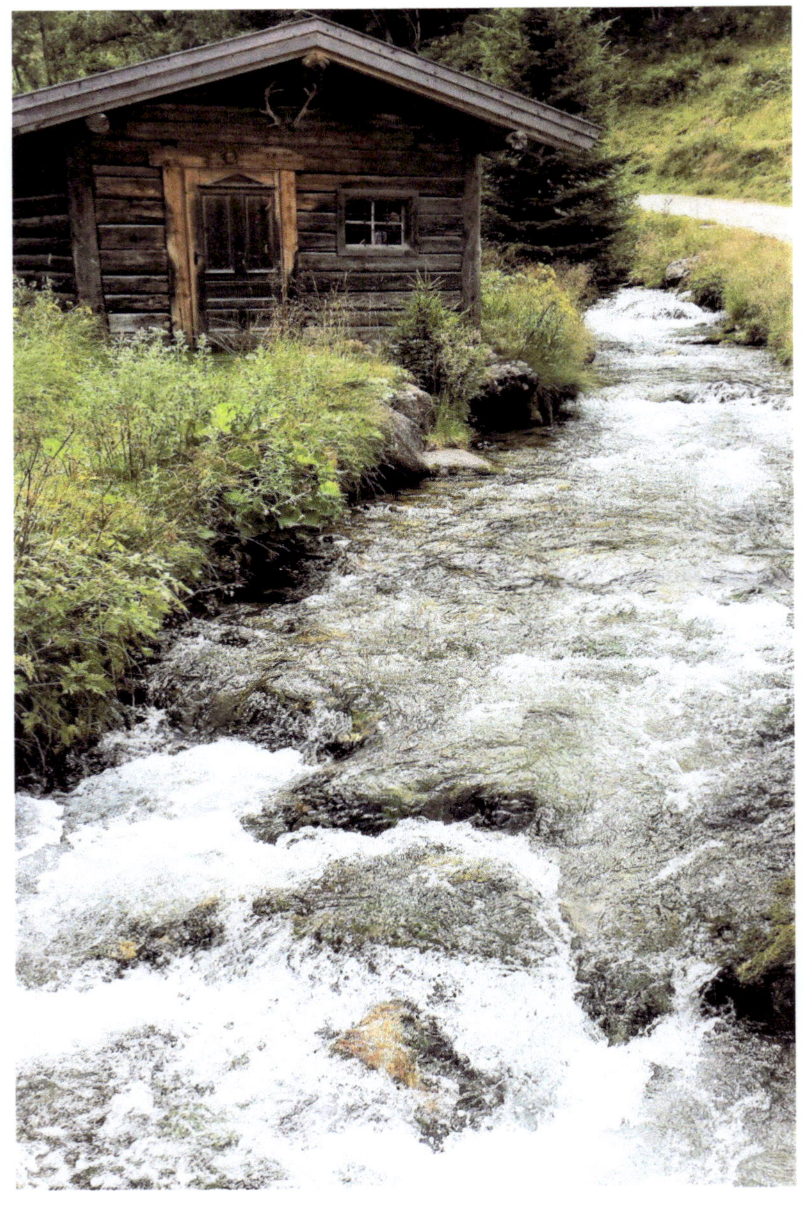

Erkältungskrankheiten

Halsschmerzen

Sag mir, was plagt dich?

Ist es dein Hals, der weh' dir tut?
Er tut dir weh beim Schlucken.
Was ist's, was du nicht schlucken kannst?
Hat man dir etwas angetan?
Du brauchst es nicht zu schlucken.
Es ist nicht deins,
es geht dich gar nichts an.

Volksmund

An etwas schwer zu schlucken haben
Der Hals fühlt sich an wie zugeschnürt
Etwas bleibt einem im Hals stecken
Etwas kann einfach nicht mehr geschluckt werden
Es verschlägt einem glatt die Sprache

Pathogenese

Am häufigsten treten Halsschmerzen im Rahmen einer Erkältung auf. Dabei führen Viren zu einer Entzündung der gesamten Rachenhinterwand, eventuell unter Mitbeteiligung der Mandeln. Bakterielle Infektionen führen am häufigsten zu einer meist eitrigen Mandelentzündung. Diese kann die Rachenmandeln (Angina) oder die Seitenstrangmandeln (Seitenstrangangina) betreffen.

Auch hier gilt, wie bei den Erkältungskrankheiten, dass die Infektion auf der Basis einer momentan vorhandenen Abwehrschwäche auftritt.

Die Beschwerden beginnen meist plötzlich. Die Halsschmerzen machen sich akut durch Schmerzen beim Schlucken bemerkbar. Auch die Stimme verändert sich. Sie wird kratzig und rauchig. Die Halslymphknoten sind geschwollen und es tritt in dem betroffenen Bereich eine Druckschmerzhaftigkeit auf.

Diese Erkrankung verläuft in der Regel unkompliziert und zeigt sich durch eine gerötete Rachenhinterwand, eventuell mit

- geschwollenen und geröteten Mandeln,
- Schluckbeschwerden,
- Schleimhautreizungen,
- Mundgeruch und
- Lymphknotenschwellungen.

Bei einem schweren Verlauf können noch begleitend Fieber, Kopfschmerzen oder Abgeschlagenheit dazu kommen.

Die Stimme kann plötzlich versagen.

Bei einigen Patienten findet sich als Ursache der Halsschmerzen ein Kloßgefühl im Hals. Dieses kann durch organische Ursachen im Rachenraum, der Luftröhre oder der Speiseröhre entstehen. Es gibt auch eine psychisch bedingte Variante (Globus hystericus). Diese ist ein Zeichen von Stress und Überanstrengung.

Therapie

In Fällen einer eitrigen Angina ist eine Behandlung mit Antibiotika notwendig. Hier drohen immer die Gefahr einer durch die Infektion entstehenden Herzerkrankung oder Gelenkentzündungen. Tritt eine eitrige Angina immer wieder auf oder sind die Rachenmandeln extrem vergrößert, müssen die Mandeln eventuell sogar operativ entfernt werden.

Bei weniger ausgeprägten Halsschmerzen helfen Spülungen und Gurgeln mit entsprechenden naturheilkundlichen Medikamenten. Falls dies nicht reicht, stehen selbstverständlich pflanzliche und homöopathische Mittel als Tropfen oder Tabletten und Tees zur Verfügung. In vielen Fällen reichen diese Medikamente schon aus.

Wirkungsvoll kann diese Behandlung mit Phototherapiepflastern unterstützt werden.

Auch durch Anwendung von Halsumschlägen und Kneipp'sche Wickeln lassen die Schluckbeschwerden nach.

Der naturheilkundlich behandelnde Arzt oder Heilpraktiker sollte entscheiden, ob diese Produkte ausreichend sind beziehungsweise ein Antibiotikum notwendig ist.

Abwehrstärkende Mittel aus dem biologischen Bereich sind ebenfalls sinnvoll. Vor allem in Fällen von immer wiederkehrenden Erkrankungen sollten die Betroffenen dauerhaft und regelmäßig ihr Abwehrsystem stärken. Dann ist zusätzlich an eine Darmflorasanierung zu denken. Diese sollte nach einer Antibiotikatherapie auf jeden Fall erfolgen. Zusätzlich sollten scharfe Gewürze oder säurehaltige Nahrungsmittel vermieden werden.

Psychodynamik

Es sind allgemein sehr sensible und empfindsame, etwas vorsichtige und ängstliche Menschen, die zu diesen Krankheitsbildern neigen. Sie sagen ja und denken nein um gut anzukommen. Sie können irgendwann etwas nicht mehr Schlucken. Da sie sich jedoch nicht ausdrücken können, reagieren sie mit Schluckbeschwerden. Das Umfeld nimmt dann oft Rücksicht auf sie. Dadurch kommt es häufig zu den vom Betroffenen gewünschten Veränderungen.

Sie sind kontaktfreudig. Sie ziehen sich jedoch schnell zurück, sobald sie befürchten, zu sehr beansprucht zu werden. Innerlich ist der Kontakt zur Umwelt distanziert.

Allgemein erholen sich diese Personen relativ rasch. Durch ihr ausgeprägtes Pflichtbewusstsein wollen sie auch so schnell wie möglich wieder ihren täglichen Verpflichtungen nachkommen. Auch die Kommunikation mit dem Umfeld ist ihnen so wichtig, dass sie darüber ihre Erkrankung und ihre Schwierigkeiten, die sie letztendlich mit ihrem Umfeld haben, vergessen.

Sobald sie gesund sind, gehören sie wieder zur Gemeinschaft, werden beachtet, gebraucht und „geliebt“.

Bei Halsschmerzen ohne Anzeichen einer Infektion möchte der Betroffene „etwas nicht schlucken“. Dies ist ein Ausdruck der großen psychischen Anspannung, unter der derjenige gerade leidet.

Fazit

Wichtig ist, dass zunächst das aktuelle Problem dem Betroffenen bewusst wird. Dann kann an einer Lösung gearbeitet werden.
Dabei geht es zum einen darum, die Konfliktsituation zu klären, die akut die Erkrankung ausgelöst hat. Zum anderen sollte auf jeden Fall der zugrundeliegende Konflikt in der Persönlichkeitsstruktur besprochen werden. Vor allem beim wiederholten Auftreten der gleichen Beschwerden. Die Betroffenen müssen lernen, nein zu sagen.

Ob es denjenigen letztendlich gelingt, ihr Verhalten anzupassen oder nicht: Allein das Erkennen ist schon Hilfe zur Selbsthilfe.

Etwas Ruhe einkehren zu lassen in dem stressigen Alltag ist ganz wichtig. Dabei sollten für sie individuell angepasste Stressbewältigungsstrategien ausgearbeitet werden. Diese können die Betroffenen dann nach und nach in ihr tägliches Leben übernehmen.

Zusätzlich hilft die Einstellung: Nichts wichtiger nehmen als es tatsächlich ist.

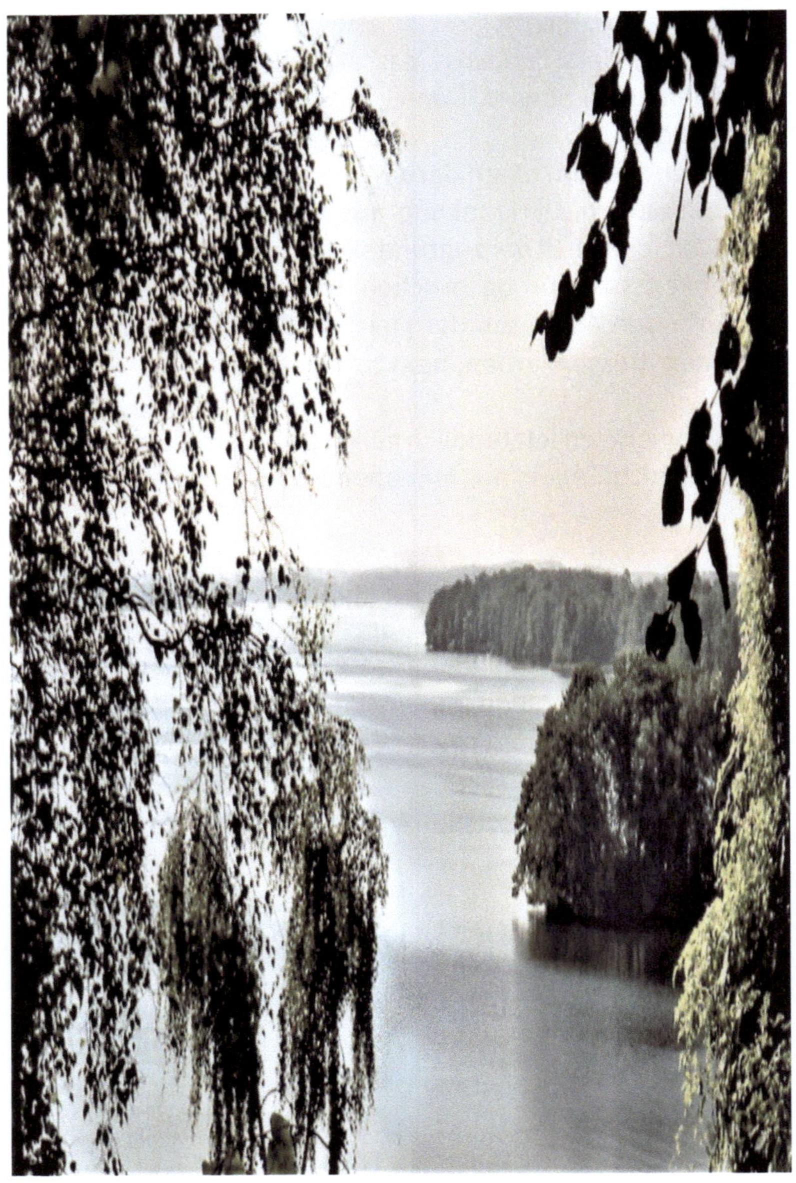

Schnupfen

Sag mir, was plagt dich?

Wovon hast du die Nase voll?
Was willst du alles noch erdulden?
Für andere zu leben, das war dein Sinn.
Jetzt leidest du, um Abstand zu gewinnen.
Um Respekt und Ruhe bittest du.
Hoffentlich wird es dir bald gelingen.
Dann lässt die Nase dich in Ruh.

Volksmund

Jemanden nicht riechen können
Die Nase gründlich voll haben
Es gehört mal alles ausgeputzt
Jemanden gefällt diese Nase nicht
Es stinkt einem jetzt etwas gewaltig

Pathogenese

Eine Rhinitis ist ein oberflächiger Katarrh der Nasenschleimhaut. Die Nase geht zu und die Augen werden müde. Weitet sich die Infektion auf den Stirnhöhlenbereich oder die anderen Nasennebenhöhlen aus, wird dies als Sinusitis bezeichnet.

Die Erkrankung kann durch eine Infektion oder im Rahmen einer Allergie auftreten. Die Herkunft ist auf jeden Fall abzuklären, um in der Therapie den richtigen Behandlungsansatz zu finden.
Bei allergischer Rhinitis sind oft auch die Bindehäute in Mitleidenschaft gezogen.

Therapie

Dem Betroffenen ist hier in erster Linie mit naturheilkundlichen Mitteln geholfen, die seine Nase wieder zum Abschwellen bringen und den Schnupfen stoppen. Dazu gehören das Einatmen heilender Dämpfe oder auch biologische Nasensprays. Die Nase wird schnell wieder frei. Auch soll damit verhindert werden, dass sich diese Erkrankung in den Nasenneben- bzw. Stirnhöhlenbereich ausbreitet.

Eine weitere medikamentöse Unterstützung erfolgt aus dem Bereich der Homöopathie und Phytotherapie.
Bestrahlungen mit Farblicht, Unterstützung durch Phototherapiepflaster, Akupunkturinjektionen, Eigenbluttherapie sowie Injektions- oder Infusionstherapie gehören mit in dieses Spektrum.
Ergänzend und stärkend wirken Enzyme, Vitamine, Mineralstoffe und Spurenelemente.

Psychodynamik

Auch diese Menschen sind empfindsam und empfindlich. Menschen mit ständigem und immer wiederkehrendem Schnupfen sind mit ihrer gegenwärtigen Situation unzufrieden. Sie haben buchstäblich die „Nase voll".

Den Betroffenen fällt es schwer, etwas zu verändern. Sie nörgeln lieber rum.
Sie pochen gerne auf Rücksichtnahme.
Sie sind mit sich in einer ständigen Konfliktsituation. Dabei erwarten sie, dass sich die Umgebung verändert und nicht sie selbst.
Andere, vor allem ihre Partner, sollen sich ihren Erwartungen und ihren Vorstellungen anpassen.

Durch die Erkrankung verschafft sich derjenige die Ruhe und die Zeit, die er braucht, um dem Alltag wieder die „Stirn“ zu bieten und sich dem tagtäglichen Lebenskampf stellen zu können.
Stellen sie fest, dass ihre Umgebung nicht auf ihre Erwartungen reagiert, beginnen sie, wenn auch widerstrebend, mit einer Änderung ihrer Einstellung. Sie versuchen dann ihren Konflikt selbst zu lösen.

Fazit

Wovon hat der Betroffene gründlich die Nase voll? Das ist die vordergründige Frage, die es zu beantworten gilt.
„Stinkt“ einem die Arbeit oder hat man von dem Familienleben die „Nase voll“. Da muss das Leben mal gründlich gereinigt und ausgeputzt werden.

Dazu muss sich der Betroffene jedoch verbalisieren und sich seiner Umgebung mitteilen. Nur aufgrund dessen ist eine Veränderung der Situation, die ihn so sehr stört, möglich.

Der Erkrankte sollte erkennen, dass, um zu gesunden und auch gesund zu bleiben, Körper, Seele und Geist in Einklang gebracht werden müssen.
Sie sollten lernen, die Personen in ihrem Umfeld so sein zu lassen, wie sie sind. Und nicht sie so verändern zu wollen, dass es ihren eigenen Vorstellungen entspricht.

Durch das bewusst machen und einer Umstellung seiner Verhaltensweise bekommt der Betroffene wieder eine freie Nase.

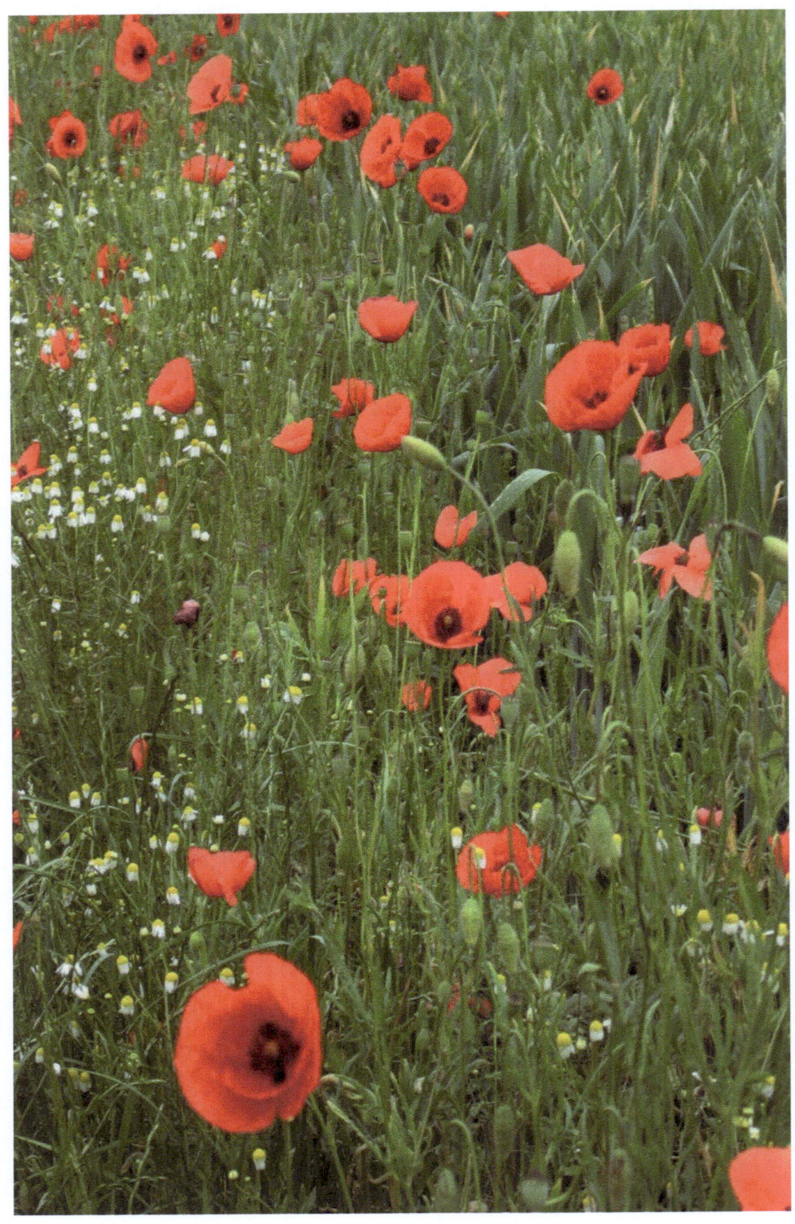

Fieber

Sag mir, was plagt dich?

Ständig und stetig das Fieber steigt
so stark wie dein Konflikt.
Du bist zu lösen ihn nicht bereit.
Willst dich nicht groß belasten.
Der Kopf weicht deinem Körper aus.
Jetzt musst du lösen das Problem.
Der Kampf wird ausgetragen.
Entscheide dich im Kopf, lass los.
Du kannst es ruhig wagen.

Volksmund

Sich einer Sache nicht mehr erwehren können
Etwas nicht mehr hören können/wollen
Auf sein Innerstes nicht mehr hören wollen
Sich gehörig den Mund verbrennen
Mit sich nicht einig sein
In einem ständigen Konflikt mit sich sein.

Pathogenese

Einer Erkältungskrankheit liegt meist eine Virusinfektion zugrunde. Jedoch macht uns erst ein – zumindest zeitweise – geschwächtes Abwehrsystem für die Erkältung angreifbar

- Kälte,
- Stress,
- Überbelastungen,
- Enttäuschungen,
- körperliche oder seelische Traumata,
- verminderte Durchblutung oder auch
- Fehl- bzw. ungesunde Ernährung

sind Ursachen für eine Schwächung des Abwehrsystems.

Eine Erkältungskrankheit zeigt sich oft mit akut auftretendem Fieber, Gliederschmerzen, Schnupfen, Entzündung der Atemwege und Ohren bzw. des Gehörganges, des Harntrakts, der Tonsillen oder auch einer schmerzhaften Muskelverspannung (Myalgie).

Therapie

Im Vordergrund steht für einen naturheilkundlich behandelnden Therapeuten zuerst einmal die medikamentöse Unterstützung aus dem Bereich der Homöopathie und Phytotherapie. Bäder (Balneotherapie), Wickel (Kneipp'sche Anwendungen), Dämpfe und Nasen- und Rachenspülungen. Je nach Stärke der Erkrankung auch Bettruhe, die unterstützend auf das Abwehrsystem wirkt.

Eigenblut-, Injektions- und Infusionstherapie sowie Phototherapiepflaster ergänzen das therapeutische Spektrum. Zusätzlich hilfreich ist auch eine Verabreichung von Enzymen, Vitaminen, Mineralstoffen und Spurenelementen.

Zur Stärkung der Kondition und des Allgemeinbefindens sollte der Betreffende so oft wie möglich an die frische Luft gehen und Spaziergänge machen, die sich immer weiter ausdehnen.

Vorbeugend kann, je nach Konstitution und Interesse, das Abwehrsystem durch Radfahren, Schwimmen, Fitness oder Wandern gestärkt werden.

Bei immer wiederkehrenden Erkältungskrankheiten sollten auf jeden Fall abwehrstärkende Maßnahmen getroffen werden, um dem ständigen auf und ab ein Ende zu bereiten. Mit einem stabileren Abwehrsystem ist auch die Person eher in der Lage, Ordnung in ihre seelischen Abläufe zu bringen.

Psychodynamik

Hier liegt immer ein akuter Konflikt mit sich selbst vor. Dieser wird auf geistiger Ebene nicht gelöst und verschafft sich durch die körperlichen Beschwerden Ausdruck. Durch den Infekt bekommt derjenige die Zeit, die er benötigt, um seinen Konflikt zu lösen oder aber auch zu verdrängen. Eine ständige Verdrängung hat jedoch im Laufe der Zeit chronische Krankheiten zur Folge.

Die Betroffenen sind mit sich unzufrieden wie die Dinge laufen. Oft können sie sich aus einer Situation nicht befreien. Dann streikt ihr Abwehrsystem und sie werden anfällig für Erkältungskrankheiten. Damit gönnen sie sich eine Verschnaufpause.

Bezeichnend ist der im Laufe der Persönlichkeitsentwicklung aufgebaute Schutz vor Impulsen, Gefühlen und Erfahrungen, die mit dem Bild von sich und der „realen“ Welt nicht übereinstimmen. Unbewusst baut sich im Laufe der Zeit eine Konfliktsituation auf.
Eine gewisse Weichheit und Nachgiebigkeit zeichnet die Betroffenen aus. Dies zeigt sich körperlich in einer allgemeinen Bindegewebsschwäche.
Sie sind sehr sensibel und können nicht nein sagen. Sie sind angepasst und versuchen, die gestellten Aufgaben und ihre Verpflichtungen zu erfüllen.

Man kann sie auch als „Steh-auf-Männchen“ bezeichnen. Haben sie die Erkrankung überwunden, sind sie voller Optimismus. Sie lassen sich nicht so schnell unter kriegen.

Sie sind gegenüber ihrer Umwelt zeitweise etwas depressiv. Vor allem, wenn die Erkrankung länger dauert, fallen sie von einem Loch ins andere.

Sie vermeiden Konfliktsituationen mit ihrer Umwelt. Dies drückt sich in seiner extremsten Form als Neigung zum Intrigieren aus.

Sie haben die Vorstellung, dass sich der Partner im Laufe der Zeit ihnen anpassen sollte. Wenn dies nicht geschieht, reagieren sie mit wiederholten Erkältungskrankheiten. Damit ziehen sie dann die Aufmerksamkeit und Zuwendung des Partners auf sich.

Durch ihre nette und zuvorkommende Art ist der Partner gewillt, auf ihre Vorstellungen einzugehen. Dauerhaft funktioniert dies in der Partnerschaft jedoch nicht. Durch die Enttäuschung kommt es erneut zu einem Konflikt mit nachfolgender Abwehrschwäche.

Fazit

Eine intensive seelische Betreuung ist während der Erkrankung und Rekonvaleszenz besonders sinnvoll. In den begleitenden Gesprächen sollte der Therapeut mit dem Betroffenen zusammen herausfinden, worin sein Konflikt besteht. Was lässt er nicht los, damit er wieder frei atmen kann? Was will oder kann er nicht mehr schlucken? Wovon hat er die Nase voll hat? Was „stinkt“ ihm usw.

Durch geschickte Fragen kann sehr schnell herausgefunden werden, wo der „Schuh“ drückt. Welcher Situation weicht der Betroffene aus? Mit was will er sich nicht beschäftigen?

Die Zeit ist für ihn reif, sich mit seinen Konflikten auseinander zu setzen.

Oftmals liegt eine falsche Vorstellung von den Verhaltensweisen in seinem Umfeld zugrunde. Geht der Betroffene sein Problem an, stellt er überrascht fest, dass die Reaktionen anders sind als gedacht.

Der Betroffene sollte in der Zeit seiner Erkrankung erkennen, dass er Körper, Seele und Geist in Einklang bringen sollte um zu gesunden und gesund zu bleiben. Er muss sich seine Verhaltensmuster bewusst machen. Dies bedeutet mit dem Herzen denken zu lernen, sich körperlich zu bewegen und eventuell auch Veränderungen in seinen persönlichen Beziehungen vorzunehmen.

Zeigt sich ein grundsätzlicher Konflikt, sollte derjenige sein zugrunde liegendes Verhaltensmuster verändern. Da dies sehr vielfältige Probleme und Verhaltensweisen sein können, ist eine fachliche Unterstützung hilfreich.

Übereinstimmendes Denken, Handeln und Fühlen sollten für denjenigen im Vordergrund stehen. Er muss eins mit sich selbst werden. Dazu sollte er aufhören, auf Kosten anderer zu leben und nicht mehr andere auf seine Kosten leben zu lassen. Der Betroffene sollte sich darüber im Klaren sein, dass jeder Mensch ein Individuum ist und dass niemand verändert werden kann. Nur er selbst kann sich verändern. Jeder Mensch hat den Anspruch darauf, sich zu leben und nicht die Erwartungen anderer. Jetzt beginnt er sein Leben zu leben.

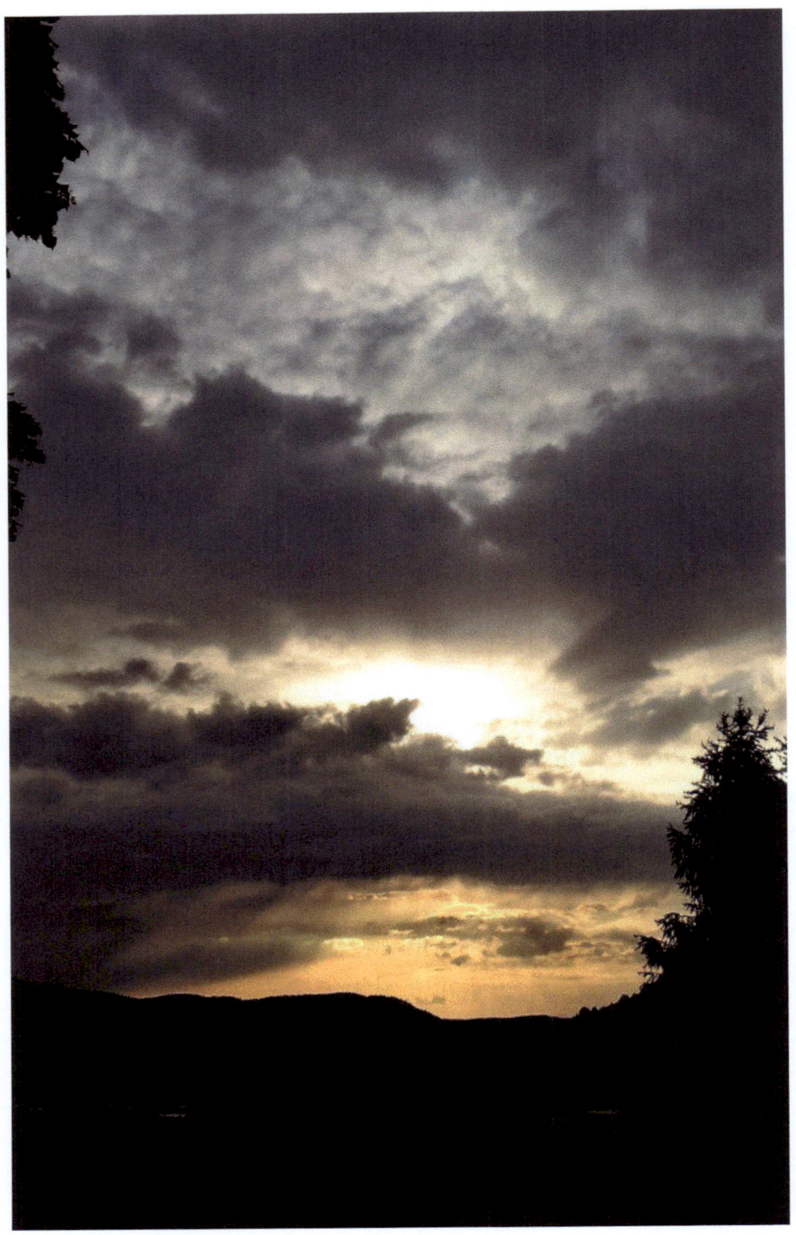

Atmung

Sag mir, was plagt dich?

Was ist mit deiner Atmung los?
Atmest tief ein und wieder aus.
Hältst ihn fest, lässt ihn nicht los.
Hast große Mühe und auch Not.
Kannst deine Lungen nicht mehr weiten.
Lass alles los, sonst ist's dein Tod,
um wieder frei und tief zu atmen.

Volksmund

Es ist ganz schön dicke Luft
Jemandem bleibt die Luft weg
Einen langen Atem haben
Nicht mehr atmen können
Jemandem etwas husten

Pathogenese

Bei Atemwegsinfektionen können die Bronchien und die Lunge betroffen sein. Jedoch auch Allergien verursachen akute Atemwegsprobleme. Dies muss selbstverständlich vor Beginn der Therapie abgeklärt werden.

Bei einem normalen Verlauf hört ein Lungen- bzw. Bronchialinfekt noch 2-4 Wochen auf. Bei allergischen Reaktionen kann er länger andauern oder in einen chronischen Verlauf übergehen. Es ist darauf zu achten, dass sich nach Abklingen der Erkrankung die Atemfunktion normalisiert. Ansonsten kann eine bronchial-asthmatische Erkrankung entstehen.

Durch die den Infekt begleitende Kurzatmigkeit können Konzentrationsstörungen, Energieverlust und bei langanhaltenden Beschwerden Herz-Kreislauferkrankungen die Folge sein.

Raucher können in der Regel nicht auf eine vollständige Ausheilung hoffen. Es kommt zu wiederholten Infekten. Häufig werden dabei die Abstände im Laufe der Zeit immer kürzer. Im Endeffekt entwickelt sich eine chronische Lungenerkrankung oder im schlimmsten Fall sogar Krebserkrankung.

Therapie

In der Naturheilkunde finden sich viele Therapiemöglichkeiten und –ansätze. Im Vordergrund steht hier eine Stärkung des Allgemeinbefindens durch Mineralien, Spurenelemente, Enzyme, Aminosäuren, Vitamine.
Durch Infusionstherapien, Eigenbluttherapie, Homöosiniatrie (eine Kombinationstherapie von Akupunktur, Neuraltherapie und Homöopathie), Akupunktur, Lichttherapie und mit Phototherapiepflaster kann eine Regulierung und Stärkung des Stoffwechsels erreicht und dadurch das Allgemeinbefinden zusätzlich unterstützt werden.

Ganz wichtig – wie so häufig – ist der Aufbau einer gesunden Darmflora durch eine probiotische Therapie.
Dazu gehört eine umfassende Ernährungsumstellung bzw. -verbesserung.

Gerade der Asthmatiker ist angehalten, sich durch Aufenthalte an der frischen Luft, ausgedehnte Spaziergänge, Atemübungen, Fitness, Radfahren oder andere Ausdauer-Sportarten fit zu halten. Dadurch wird seine Kondition aufgebaut und sein Allgemeinbefinden verbessert.

Bei einer Blütenpollenallergie als Ursache ist es ratsam, in der problematischen Zeit den Kontakt mit der Natur zu vermeiden. In dieser Phase wäre eher eine meditative Betätigung sinnvoll.

Psychodynamik

Bei Rauchern spielt eine starke Verunsicherung eine große Rolle. Diese Persönlichkeiten haben Angst, loszulassen. Sie brauchen etwas, an dem sie sich festhalten können. Der Saug-Effekt erinnert sie unbewusst an ihre frühere Kindheit. Das gibt ihnen Vertrauen und Sicherheit. Es ist ein kindliches Urbedürfnis, das bei ihnen noch vorhanden ist.

Da die Bronchien oder Lungen paarig angeordnete Organe sind, spricht die Erkrankung für einen Konflikt in einer Partnerschaft. Partnerschaft ist nicht nur auf einen Ehepartner oder Lebenspartner beschränkt. Das sind alle engeren Beziehungen, die wir mit unserem Umfeld eingehen.

Wenn die Atembeschwerden ausgeheilt sind, hat sich die Konfliktsituation gelöst. Dies kann bewusst oder unbewusst geschehen sein. Das Loslassen, besonders auch von partnerschaftlichen Problemen, macht eine Genesung möglich.

Um welchen Konflikt es sich im Einzelnen handelt, muss mit den Betroffenen herausgefunden werden. Es kann sich dabei um ganz unterschiedliche Problemstellungen handeln. Sie haben jedoch alle mit dem Problem „Loslassen“ zu tun. Loslassen von Verstorbenen, bei Trennungen, einer bestimmten Situation usw. Diese können bekannt oder nur unterschwellig vorhandenen sein.

Während der Erkrankung ist die Vitalität auf ein Mindestmaß geschrumpft. Das ist die Folge des Sauerstoffmangels und der Atemnot. Je nach Stärke und Intensität der Erkrankung kann es sehr lange dauern, bis die alte Vitalität und Leistungsfähigkeit wieder hergestellt ist. Danach können diejenigen wieder tief Luft holen und durchatmen. Sie können ihre Umwelt wieder an sich herankommen lassen.

Fazit

Menschen, die an Atemstörungen leiden, können etwas nicht loslassen. Das kann der Tod eines geliebten Menschen sein, der Verlust von Organen oder Organteilen als Folge einer Operation und vieles andere.

Es ist eine bewusste Auseinandersetzung mit dem Zustand notwendig. Dieser sollte akzeptiert werden, damit derjenige nicht ständig mit seinem Schicksal hadert.

Bei einem überraschenden Tod eines geliebten Menschen, ist dies unbedingt notwendig. Der Abschied muss ganz bewusst erfolgen. Dazu empfiehlt sich ein Abschiedsschreiben. In diesem teilt man dem geliebten Menschen mit, dass man nicht verstanden hat, dass er so schnell ging und ohne darauf vorbereitet zu sein.

Man erinnert sich an die schönen Zeiten und dankt ihm dafür. Auch verzeiht man die Situationen, die nicht so gut waren. Dann verabschiedet man sich, indem wir ihm alles Gute auf seiner Reise wünschen. Dadurch können sich die Wege trennen. Denn jeder hat sein Schicksal und muss es leben. Dieses Schreiben dann verbrennen und die Asche dem Wind mitgeben.

Eine intensive seelische Betreuung ist in dieser Zeit besonders notwendig.
Für sich selbst ist es ganz wichtig zu sagen:
Verzeihe dir, dass du dir nicht verzeihen konntest.
„Lass los, dann bist du frei“.

Raucher müssen wirklich bereit sein, mit dem Rauchen aufzuhören. Das ist eine notwendige Voraussetzung für jedes weitere Vorgehen. Hat sich der Raucher dazu entschlossen, können alle weiteren Schritte erst effektiv angegangen werden.

Bei Rauchern müssen zum einen die tief verborgenen Verunsicherungen herausgearbeitet werden. Da diese häufig in und durch die Kindheit entstanden sind, ist dies eine sowohl für den Behandler als auch den Betroffenen anspruchsvolle Aufgabe. Es kommt zu einem Reifungsprozess, der es den ehemaligen Rauchern ermöglicht, ihr Urbedürfnis nach Vertrauen und Sicherheit auf anderen Wegen zu erhalten.

Zum anderen spielen bei Rauchern viele Gewohnheiten eine große Rolle. Sie rauchen zu bestimmten Tätigkeiten oder speziellen Gelegenheiten. Dafür sollten Ersatzhandlungen gefunden werden, die dann das Rauchen überflüssig machen.

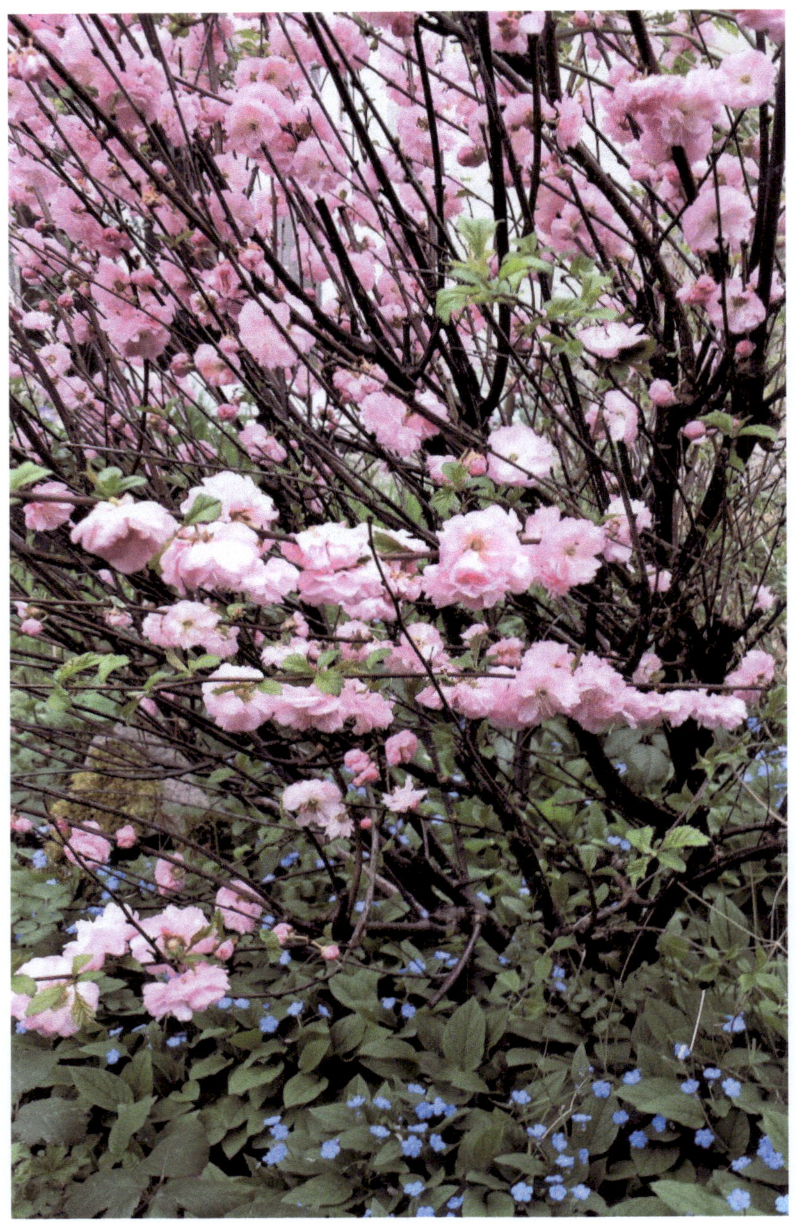

Allergien

Sag mir, was plagt dich?

Es beißt und juckt ganz fürchterlich.
Um Hilfe schreist du innerlich.
Kannst fast nichts mehr ertragen,
viel weniger dich äußern oder sagen.
Die Not ist tief und auch sehr groß.
Lass dein Leid, die Sorgen los,
sonst geht's dir niemals mehr famos.

Volksmund

Jemandem juckt ganz schön das Fell
Empfindlich wie eine Mimose sein
Einem etwas Husten
Die Nase voll haben

Pathogenese

Bei einer Allergie reagiert das Immunsystem auf für uns an sich unschädliche Substanzen. Es treten dabei Entzündungsreaktionen auf. Diese können im Bereich der Haut, Augen, Nase, Rachen, Bronchien und Magen-Darm-Trakt lokalisiert sein. Die Reaktionen ähneln einer gewöhnlichen Erkältung.

Allergien können in jedem Alter auftreten, mit zunehmendem Alter jedoch immer seltener. Frauen sind von Allergien häufiger betroffen als Männer.

Die Ursache für diese „Fehlreaktion" des Abwehrsystems sind Fehlernährung, Stress, Umweltbelastungen und vieles andere. Nahezu immer ist eine Fehlbesiedelung und –funktion der Darmflora vorhanden.

Therapie

Es ist wichtig über die Ernährung zu sprechen.
Zusätzlich sollte der Aufbau der Darmflora mit probiotischen Medikamenten erfolgen. Nur dadurch kann wieder ein gesundes Abwehrsystem hergestellt werden.

Die Behandlung mit naturheilkundlichen Mitteln kann sich über Jahre hinziehen. Eine Hilfe und eine Unterstützung durch homöopathische und biologische Medikamenten erhöhen die Chancen einer Ausheilung.

Außerdem gehören Eigenblut-, Injektions- oder Infusionstherapie zum therapeutischen Repertoire.
Insgesamt werden gute Erfolge erzielt.

Psychodynamik

Es handelt sich um sehr sensible, teilweise sogar empfindliche Persönlichkeiten. Richtige Sensibelchen.

Durch die Allergie entsteht eine Distanz zur Umwelt. Trotz ihrer inneren Distanz besteht ein starkes Bedürfnis nach Intimität oder „Kuscheln“. Dieses Bedürfnis ist besonders bei Tierhaarallergikern ausgeprägt.

Sie können diese Bedürfnisse jedoch aufgrund ihrer Sensibilität und der daraus resultierenden Ängste, zurückgewiesen oder verletzt zu werden, nicht befriedigen. Ganz deutlich werden hier die zwischenmenschlichen Konflikte aufgezeigt.

Die Betroffenen erfreuen sich allgemeiner Beliebtheit. Durch die allergischen Reaktionen erhalten sie Zuspruch und Zuwendung. Deshalb besteht für sie keine Notwendigkeit, sich mit ihrer Konfliktsituation zu beschäftigen.

Am liebsten möchten sie „den Kopf in den Sand" stecken, nichts mehr hören und sehen. Sie fürchten die Konsequenzen, wenn sie so handeln würden, wie sie es im Innersten empfinden. Einen Verlust an Beliebtheit und Zuwendung wollen sie nicht riskieren. Und sie wollen niemanden vor den Kopf stoßen oder ihn verletzen.

Hinter Blütenstauballergien verbirgt sich bei Frauen oft ein unerfüllter Kinderwunsch.

Frauen wollen ihren „Mann" stehen und wollen stark sein.

Die Betroffenen sind allgemein sehr reinlich. Meist ist die Hygiene schon so stark ausgeprägt, dass sie übertrieben wirkt. Alles was schmutzig ist, oder die Berührung mit Schmutz, wird abgelehnt. Die Reinlichkeit wird teilweise zum Tick, besonders wenn ein intimer oder intensiver Kontakt mit anderen Personen stattgefunden hat.

Auch wenn sie nicht hundertprozentig in Ordnung sind, erledigen sie ihre Aufgaben und Verpflichtungen mit Freude. Allerdings überfällt sie manchmal auch Schwermut und Melancholie. Beim Auftreten der allergischen Reaktionen werden sie in ihrem körperlichen Wohlbefinden und emotionalen Befinden stark beeinträchtigt. Sind die allergischen Reaktionen abgeklungen, sind sie schnell wieder die „Alten".

Fazit

Allergiker sind allgemein sehr sensible, empfindsame und empfindliche Personen. Sie fühlen sich meist persönlich angesprochen, vor allem, wenn es um Kritik geht.

In welchem Bereich ihr Defizit liegt ist unter dem Kapitel beschrieben, wo sich die Allergie an ihnen zeigt.

Egal, um welche Empfindlichkeiten es beim Allergiker geht: Er sollte seine Empfindlichkeit versuchen, nicht mehr gegen sich einzusetzen, sondern um seine Mitmenschen besser wahr zu nehmen.

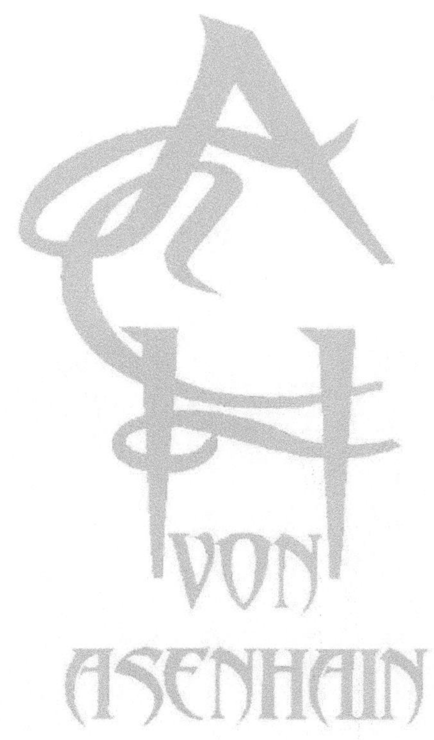
VON
ASENHAIN

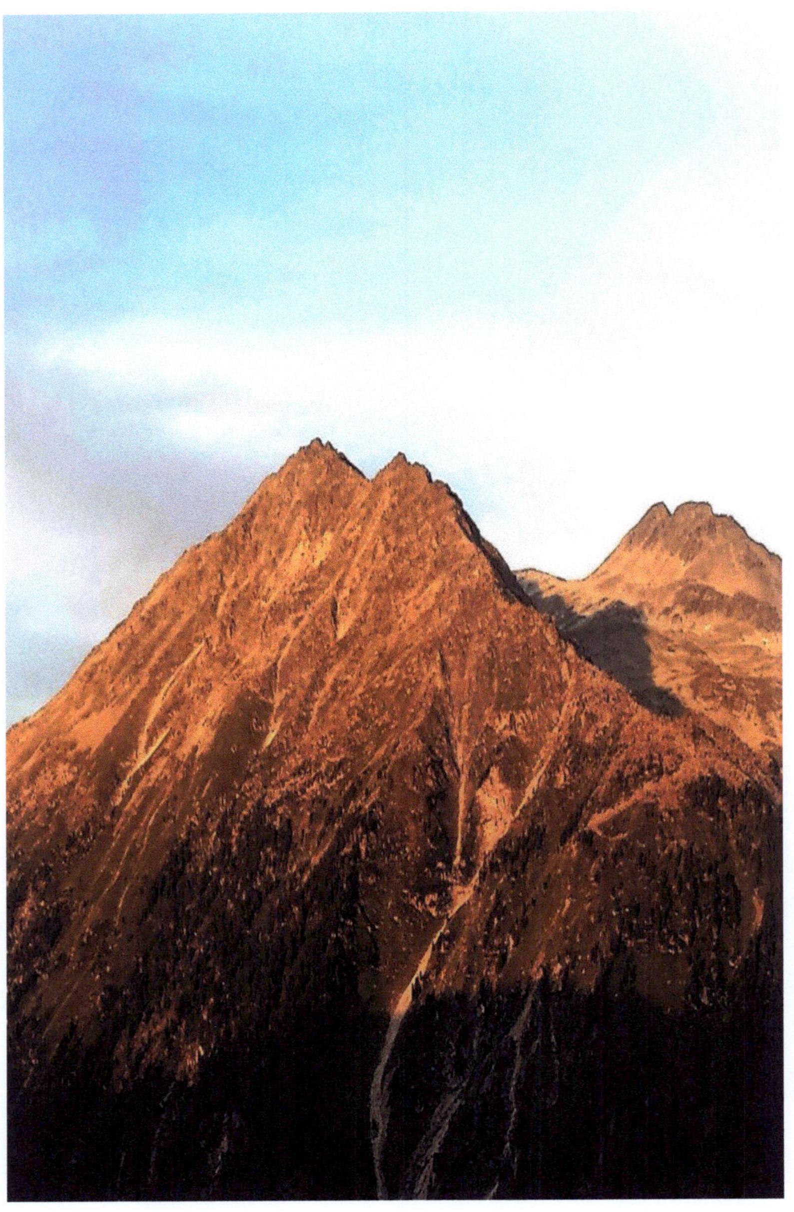

Erkrankungen des Kopfes

Augenleiden

Sag mir, was plagt dich?

Sind es die Tränen in deinen Augen
warum du auf die Seite schaust?
Kümmerst dich nicht um dich?
Selbstmitleid, das bringt dir nichts.
Willst du jetzt lösen dein Problem,
kannst wieder schnell viel klarer sehn.

Volksmund

Scheuklappen vor den Augen haben
Etwas nicht mehr sehen können oder wollen
Ein Ziel aus den Augen verlieren
Weder nach rechts noch nach links schauen
Eine Situation nicht klar erkennen
Jemand ist uneinsichtig und stur

Pathogenese

Augenkrankheiten sind oft Begleiterscheinungen von anderen Erkrankungen. Eine Kurz- bzw. Weitsichtigkeit ist normalerweise angeboren und wird auch nicht als „Krankheit“ gesehen. Trotzdem müssen die Betroffenen ständig in irgendeiner Weise dafür sorgen, dass sie die richtigen Sehhilfen bekommen.

Altersbedingt können sowohl der graue als auch der grüne Star, eine Makuladegeneration und andere Augenerkrankungen auftreten. Dabei können Störungen im Hormonhaushalt oder Stoffwechsel die Ursache sein.

Wohl die häufigste Augenerkrankung in der allgemein-medizinischen Praxis ist die Bindehautentzündung (Conjunctivitis). Diese ist überwiegend allergisch bedingt.

Es gibt viele Substanzen, die allergieauslösend wirken. Mit am häufigsten verursachen die Blütenpollen von Haselnüssen, Weiden und Birken eine allergische Reaktion. Seltener werden diese durch Lebensmittel ausgelöst.

Die Bindehautentzündung macht sich durch starken Juckreiz und Rötung des Auges bemerkbar.

Allergische Reaktionen sind im Kapitel Allergien genau beschrieben.

Therapie

Da weder die Kurz- als auch Weitsichtigkeit Krankheiten sind, sondern eine Fehlfunktion, die oft von Kindheit an besteht, liegt kein medizinischer Behandlungsbedarf vor. Durch eine Sehhilfe werden diese Mängel ausgeglichen.

Eine vernünftige und auf natürliche Gegebenheiten basierende Ernährung trägt dazu bei, die Sehschärfe zu erhalten oder auch zu verbessern.

Eine Einnahme von Vitamine und Spurenelemente sowie Mineralien ist empfehlenswert, um einer Verschlechterung der bereits vorhandenen bzw. angeborenen Sehschwäche mit dem Älterwerden zu verhindern oder zu verlangsamen.

Bei akuten Augenkrankheiten ist die Diagnosestellung und Therapie durch einen Augenarzt notwendig.

Bindehautentzündungen allergischer Ursache werden im Rahmen der Allergietherapie (s. Kapitel Allergie) behandelt. Lokal können naturheilkundliche Augentropfen angewendet werden.

Psychodynamik

Dem kurzsichtigen Menschen ist der innere Kreis, das Drumherum wichtig. Sie fühlen sich in der Gesellschaft mit Menschen, die sich mit esoterischen, mythologischen und mystischen Themen beschäftigen und auskennen, sehr wohl.

Den Mitmenschen, die ihre Interessen nicht teilen, fühlen sie sich nicht verbunden. Das gilt ebenfalls für das Zusammenleben mit ihren Familienmitgliedern. Ihr ausgeprägtes Sicherheitsbedürfnis wird dadurch gelebt und befriedigt.

Weitsichtige Menschen kümmern sich nicht sehr um ihr Inneres. Sie wollen sich nicht mit ihrer Person beschäftigen, denn es könnte sein, dass sie sich ändern müssten und das wollen sie nicht.

Sie haben einen sogenannten Tunnelblick.
Eine gewisse Sturheit liegt ihnen zugrunde. Die Partner haben sich nach ihnen zu richten.

Sowohl der eine als auch der andere Fall wirkt sich nicht störend in einer Partnerschaft aus, wenn von beiden Seiten aus Toleranz vorhanden ist.

Augenerkrankungen weisen immer auf ein "nicht-sehen-wollen" oder „nicht-sehen-können" hin.

Bei allergischen Augenerkrankungen wie die Conjunctivitis, liegt eine große Sensibilität des Betroffenen vor. Auslösend können Umstände und Lebensweisen sein, die der Betroffene nicht haben möchte. Er ist jedoch nicht in der Lage, sein Leben zu verändern.

Fazit

Fehlsichtigkeit wird nicht als Krankheiten wahrgenommen sondern als ein Zustand: „Es ist halt so". Es empfiehlt sich ein Gespräch.

Was will der Betroffene nicht sehen oder wahrnehmen? Mit was will er sich nicht auseinandersetzen?

Jedoch selbst wenn man erkannt hat, wo die Problematik liegt, ist dadurch eine „Heilung" in diesem Fall nur sehr schwer bzw. überhaupt nicht möglich.

Da kein akuter Handlungsbedarf besteht, sind die Betroffenen auch oft nicht „einsichtig" und stehen daher Veränderungen kritisch gegenüber. Sie möchten sich eigentlich nicht verändern. Sie fühlen sich gut so, wie es ist. Der „relativ kleine" Mangel wird hingenommen.

Trotz alledem sollten Kurzsichtige ihre Beziehungen zu ihrem Umfeld einer Prüfung unterziehen. Öffnen sie sich Personen außerhalb ihres engsten Kreises, werden sie positiv überrascht werden. Dort finden sich häufiger als sie denken Übereinstimmungen mit Menschen, bei denen sie dies nie vermutet hätten.

Dadurch finden sie ihre Selbstsicherheit und Bestätigung auf eine ganz neue Weise.

Weitsichtige sollten den Blick in ihr Inneres richten. Die Eigenschaften, die sie an sich nicht wahrnehmen wollen, müssen von ihnen akzeptiert werden. Sie sollten lernen, dass ihre ausgeprägte Sturheit kein Zeichen von Stärke ist. Vielmehr zeigt sie eine Schwäche und Unsicherheit, die sich auf die eigene Person richtet. Nur durch Erkennen der eigenen Schwächen und Stärken, können sie eine wahre Selbstsicherheit gewinnen.

Angeborene Erkrankungen können nicht ursächlich behandelt werden. Deshalb ist eine Akzeptanz dieser Schwäche bzw. der Krankheit unerlässlich. Dadurch lernt derjenige mit den gegebenen Umständen besser klar zu kommen und trotz der Einschränkung mit sich im Einklang zu leben.

Auch das Umfeld sollte in diese Überlegungen mit einbezogen werden, denn:

“Du selbst bist das Fenster, durch das du die Welt siehst. Veränderst du dich, verändert sich die Welt.”

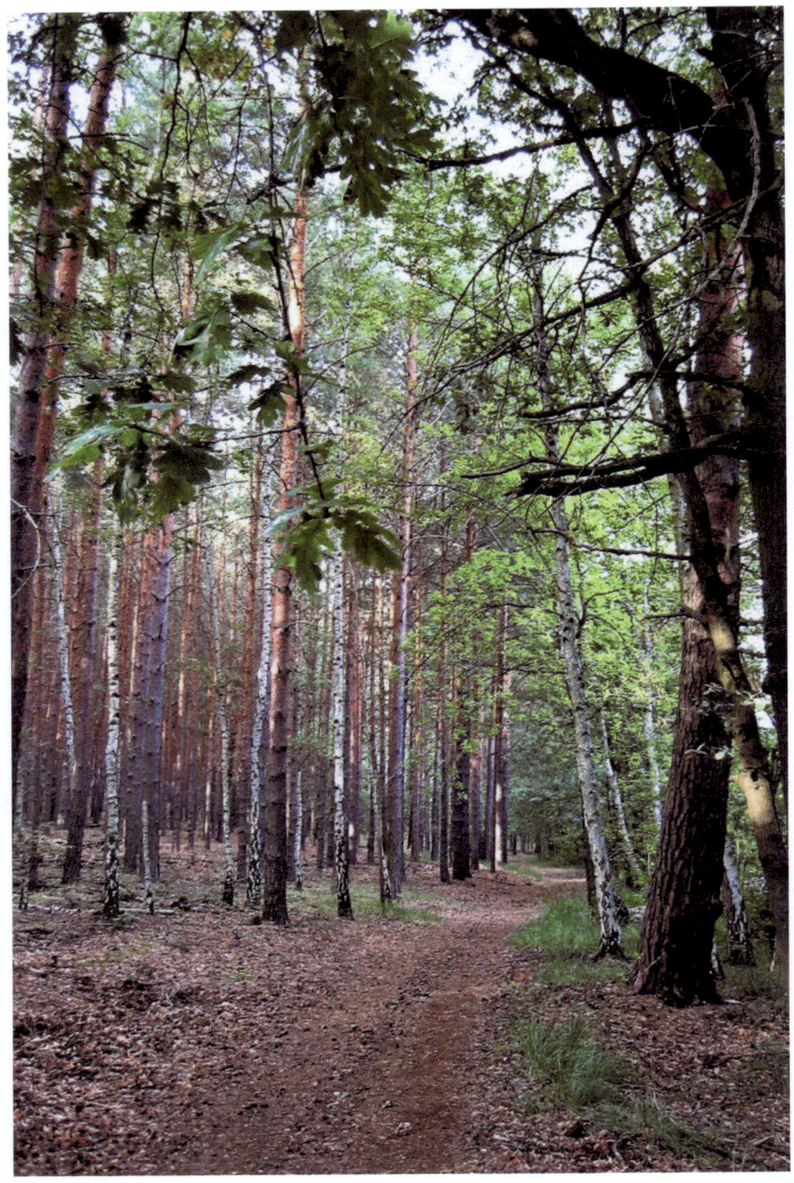

Haarausfall

Sag mir, was plagt dich?

Du läufst im Kreis und glaubst es nicht.
Was du da siehst, verstehst es nicht.
Fasst dich am Kopf und an den Haaren.
Wie lange geht der Zustand schon?
Ändert sich nicht nach Jahren.
Gib' auf, fang an zu akzeptieren.
Du wirst dein Haupthaar sonst
vor Gram vollständig noch verlieren.

Volksmund

Sich die Haare raufen
Es gehen jemandem büschelweise die Haare aus
Alle Haare stehen demjenigen zu Berge
Jemand sieht so aus, als ob er den Finger in der Steckdose hatte
Es sträuben sich jemandem alle Haare
Ständig unter Strom stehen

Pathogenese

Ein nicht gesundes Haar wirkt stumpf, ist brüchig, spaltet sich. Es hat seinen Glanz verloren.
Je nach Stärke der Erkrankung können büschelweise die Haare ausfallen.

Der vermehrte Haarausfall (Alopezie), kann sowohl erworben oder angeboren sein. Erworben wird dieser durch Umwelteinflüsse, Medikamente, Mineralstoffmangel, Mangelerscheinungen in der Ernährung, Vergiftung durch Schwermetalle, hormonelle Einflüsse u.a. Mit am häufigsten sind Schilddrüsenerkrankungen die Ursache.

In den meisten Fällen sind medikamentöse Behandlungen von Erkrankungen, wie z.B. eine Krebserkrankung mit anschließender Chemotherapie der Auslöser. Diese wachsen jedoch in aller Regel nach Abschluss der Behandlung ohne Verlust wieder.

Therapie

Zuerst einmal wird der Haarausfall mit einer qualitativ guten Haarkur günstig beeinflusst.

Medikamentös ist die Darmflora aufzubauen. Die Ursache hängt meiner Meinung nach in vielen Fällen mit einer Dysbiose (Ungleichgewicht der Darmbakterien) der Darmflora zusammen.

Eine gesunde und vernünftige Ernährung trägt zusätzlich zur Gesundung bei: Denn nur das, was der Mensch isst, dass ist er auch. Da der Stoffwechsel aus dem Gleichgewicht geraten ist, muss dieser mit Nahrungsergänzungen in Form von Mineralien, Vitaminen, Spurenelementen und Enzymen usw. wieder ins Gleichgewicht gebracht werden.

Abzuklären wäre noch, ob sich die Schilddrüsenhormone im Normbereich bewegen. Die Wechseljahre können sich hier ebenfalls negativ bemerkbar machen. Eventuell bedarf es einer befristeten hormonellen Unterstützung.

Bei der Alopezia areata (kreisrunder Haarausfall) sind Phototherapiepflaster sehr gut wirksam.

Psychodynamik

Es handelt sich hier um ängstliche Persönlichkeiten. Der Verlust des Haupthaares zeigt deutlich ihre Unsicherheit.

Ihr schwaches Selbstvertrauen und ihre geringe Selbstachtung werden durch die oft unklaren Diagnosen noch mehr geschädigt.

Sie können nicht akzeptieren, dass sie ihr Haar verlieren bzw. das Volumen sich verringert.
Teilweise sind sie völlig durch den Wind. Das kann bis zu Panikattacken führen.

Sie klammern sich an jeden Ratschlag und probieren alles aus. Durch ihre bis zur Hysterie ansteigenden Ängste sind sie oft für vernünftige Gedanken nicht mehr zugänglich. Sie schotten sich ab und meiden Zusammenkünfte.

Auch Aggressionen, die nicht ausgelebt werden und die sich gegen den Betroffenen selbst richten werden durch den Haarausfall sichtbar. Am liebsten wollen sie sich „die Haare ausreißen“.

Fazit

Diese Behandlung erfordert sowohl vom Therapeuten als auch vom Betroffenen Ruhe und Geduld, da in den meisten Fällen ein Behandlungserfolg auf sich warten lässt. Welche Ängste, Unsicherheiten oder Aggressionen verbergen sich dahinter? Diese müssen dann im Einzelnen aufgearbeitet werden.

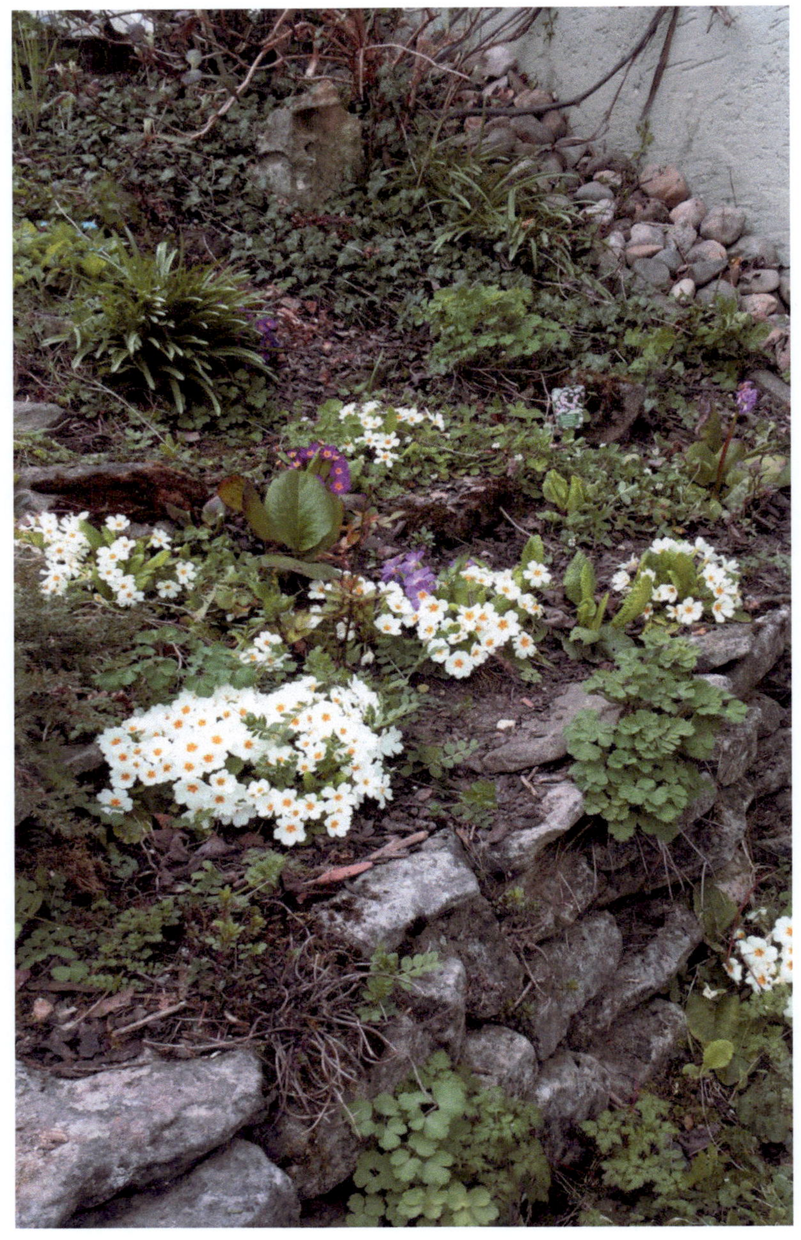

Konzentrationsschwäche

Sag mir, was plagt dich?

Fällt dir das Denken, ach so schwer?
Kannst Du dich nicht mehr konzentrieren?
Dein ganzes Leben dreht sich nur.
Du weißt nicht ein noch aus.
Mach' damit Schluss, komme zu dir.
Denn leben kannst du nur im Hier.
Wo anders hast du nichts verloren,
dann fühlst du dich wie neu geboren.

Volksmund

Jemand kann den Tag nicht loslassen
Nicht alle beisammen haben
Jemand verzettelt sich ganz schön
Ein zerstreuter Professor sein
Etwas nicht auf den Punkt bringen können
Wenn der Kopf nicht angewachsen wäre, würde derjenige ihn vergessen
Sich etwas aus den Fingern saugen
Von Sinnen sein
Bei jemandem stimmt etwas nicht mehr
Keine Ruhe im Leib haben
Aus der Bahn geworfen sein

Pathogenese

Die Konzentrationsschwäche hat vielerlei Ursachen und Verläufe. Depressive Verstimmungen gehören genauso dazu wie eine jahr- bis jahrzehntelange Überforderung, die sowohl beruflich als auch privat bedingt sein kann (Burnout).

Dauert der Zustand zu lange an, kommt es zu einer erheblichen Konzentrationsschwäche. Es dauert oft Jahre, bis der Betroffene sich wieder fängt.

Genauso gut kann jedoch eine Erkrankung, Hormonstörungen, Veränderungen der Lebensgewohnheiten u.v.m. zu einer Konzentrationsstörung, einer Gedächtnisstörung, Denkstörung, Kopfschmerz oder Schwindel führen.

Konzentrationsstörungen im Rahmen von angeborenen geistigen Behinderungen sind in einem anderen Zusammenhang zu sehen.

Therapie

Durch Gedächtnistraining und mit Hilfe biologischer durchblutungsfördernder Medikamenten und Nahrungsergänzungsmitteln kann eine bessere Hirnleistung erzielt und die Konzentration verbessert werden. Eine vitalstoffreiche Kost wirkt unterstützend.

Nach einer Stressphase ist anzuraten, zunächst durch Laufen, Radfahren oder andere sportliche Tätigkeiten Spannungen abzubauen. Dann erst folgen meditative Handlungen und Ruhe.

Psychodynamik

Es sind pflichtbewusste und verantwortungsvoll denkende Menschen. Für sie ist es eine Genugtuung, wenn sie ihre Aufgaben zur Freude aller gut meistern. Sie fühlen sich dann bestätigt.

Allerdings ist es für sie schwierig, die eigenen Grenzen wahrzunehmen und einzuhalten. Sie schießen oft über das Ziel hinaus und lassen sich überfordern. Durch die jahrelange Überanstrengung geraten sie in eine Stresssituation.

Ihre Sensibilität richtet sich nicht nach innen, sondern nach außen. Meist sind sie dann nicht mehr in der Lage, sich zu konzentrieren und zu ihrer eigenen Zufriedenheit Leistungen zu erbringen. Wenn sie es bemerken, ist es meistens schon zu spät.

Fazit

Der Betroffene sollte sich über die Ursache seiner Konzentrationsschwäche klar werden. An erster Stelle steht der Stressabbau. Die Einstellung zu den Dingen, die Stress ausgelöst haben, sollte verändert werden. Zusätzlich müssen individuelle Stressbewältigungsstrategien erarbeitet werden.

Ihnen ist oft nicht klar, dass es außer ihrem Beruf noch etwas anderes gibt. Mit dem „Leben nach dem Beruf" haben sie sich bisher nicht beschäftigt. Hier ist unbedingt ein Umdenken erforderlich.

Schon während des Berufslebens muss sich jeder auf ein Leben nach dem Beruf vorbereiten. Jeder sollte sich rechtzeitig ein Hobby zulegen. Sport treiben, Wanderungen oder Spaziergänge unternehmen, sich mit Freunden treffen und vieles andere mehr. Hobbymäßige Beschäftigungen nicht erst nach der Rente beginnen, sondern bereits schon während des Berufslebens.

Sie sollten lernen, im Jetzt zu leben, die Vergangenheit sein zu lassen und an eine entspannte und ausgeglichene Zukunft denken.

Neu ist für sie, dass sie ganz bewusst auch mal etwas ablehnen, damit sie sich nicht wieder überfordern.

Jetzt sind sie aufgefordert, mal auf sich zu hören, ihre Bedürfnisse zu erfüllen.
Das fällt ihnen sehr schwer, doch die Angst vor einem erneuten Rückfall ist so groß, dass sie es schaffen.

Endlich beginnen mal nein zu sagen, wenn man nein meint und ja, wenn man ja meint. Sich nicht mehr ausnutzen und ausbeuten zu lassen. Seine Existenzängste und auch andere Ängste loszulassen. Sich klar darüber werden, dass man nichts verlieren kann, wenn man loslässt. Es kommt immer etwas nach. Einfach den Kopf wieder frei machen, um richtig und konzentriert denken zu können.

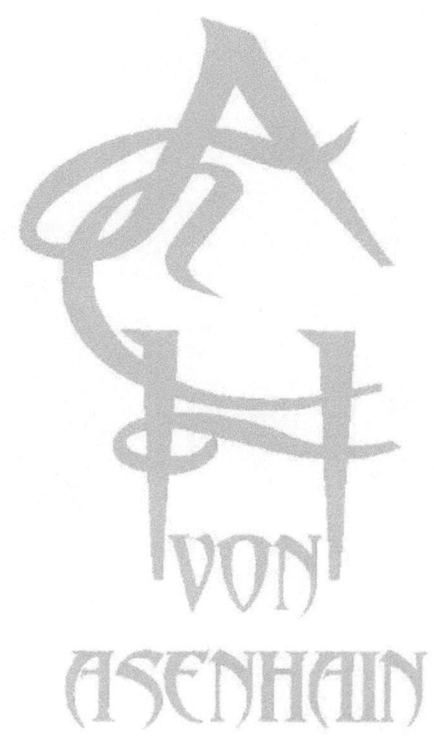
VON
ASENHAIN

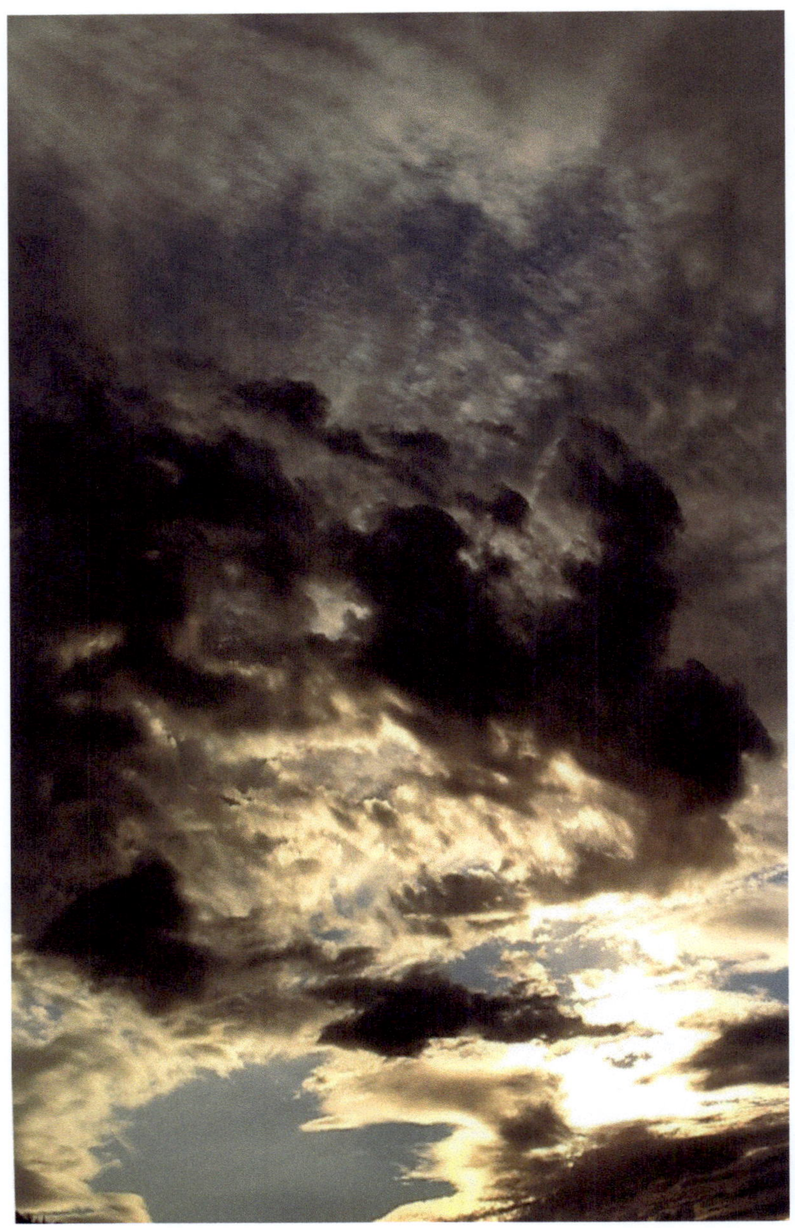

Kopfschmerzen

Sag mir, was plagt dich?

Ist es dein Kopf, der platzen will?
Siehst du nicht mehr geradeaus?
Kannst nichts verändern, willst es nicht,
leidest stumm deinen Verzicht?
Verändere du dich,
sonst hältst du‘s nicht mehr aus!

Volksmund

Etwas im Kopf nicht mehr aushalten
Druck muss abgelassen werden
Mit dem Kopf durch die Wand wollen
Jemandem fällt die Decke auf den Kopf
Jemandem dröhnt der Kopf

In diesem Kapitel unterscheiden wir zwischen Migräne und Spannungskopfschmerz. Die Ursachen und Verläufe sind unterschiedlich, überlappen sich doch in dem einen oder anderen Punkt.

Pathogenese

Ursache für eine Migräne sind Gefäßverkrampfungen der Hirngefäße, deren auslösende Faktoren z.B.:

- Fehlernährung,
- Stress,
- psychische Belastung,
- Wetterveränderungen,
- Genussmittel,
- Medikamente,
- Hormonstörungen,
- Wirbelsäulenbeschwerden,

- Spinalkanalstenosen,
- Myalgien,
- Fehlsichtigkeiten,
- Gehirntumore oder auch
- cerebrale Durchblutungsstörungen

sein können.

Sie tritt anfallartig auf, oft als pulsierender Kopfschmerz, der wiederholt und meist halbseitig vorhanden ist. Die Beschwerden beginnen zumeist in den frühen Morgenstunden und können Stunden bis Tage anhalten.

Oft begleitet von starken Konzentrationsstörungen, Übelkeit und Erbrechen, Licht- und Lärmempfindlichkeit, visuellen Symptomen oder neurologischen Ausfällen.

Der häufigste Kopfschmerz ist der Spannungskopfschmerz. Mögliche Ursachen sind;

- Wirbelsäulenbeschwerden,
- Bandscheibenschäden,
- Muskelverspannungen,
- Überanstrengungen,
- Schlafstörungen,
- Stress,
- psychische Belastungen,
- Durchblutungsstörungen,
- Hormonstörungen,
- Fehlsichtigkeiten und
- jahrelange Fehlernährung.

Der Spannungskopfschmerz kann ein- oder beidseitig auftreten. Der Schmerz beginnt am Hinterkopf und strahlt zur Stirn oder in den Schulterbereich aus.

Therapie

Um chronische Kopfschmerzen zu beeinflussen und zu verbessern ist es sinnvoll, eine Darmsanierung durchzuführen. Die Funktion des „Darmhirns" beeinflusst die Gehirntätigkeit und dessen Stoffwechsel. Besteht eine Dysbiose (Ungleichgewicht der Darmbakterien), wirkt sich das in unterschiedlichen Formen aus: Depressionen, Kopfschmerz, Konzentrationsstörungen, Ermüdung, Erschöpfung u.v.a.

Chirotherapie und eine neuraltherapeutische Behandlung wirken sich sofort und entspannend auf die muskuläre Verspannung aus. Schnelle Erfolge erziele ich auch mit dem Biophotonenpflaster.

Beliebt in meinem Behandlungsschema ist die Blutegeltherapie. Schon der Ansatz der Blutegel bewirkt eine sofortige Entspannung der Muskulatur und Verbesserung der Durchblutung. Sie wirken ausgleichend, entkrampfend und beruhigend.

In dieser Weise wirksame Medikamente unterstützen die Therapie zusätzlich und verstärken den Erfolg nachhaltig. Mangelerscheinungen können mit biologischen Produkten ausgeglichen werden.

Grundsätzlich sollte eine Ernährungsumstellung erfolgen. Es sind Substanzen und Stoffe zu meiden, die eine Migräne auslösen können oder in einem Kopfschmerz enden. Oftmals sind das raffinierte Zucker, Süßigkeiten, Milchprodukte und Alkohol.

Psychodynamik

Bei Kopfschmerz, der überwiegend mit Beschwerden an der Wirbelsäule verknüpft ist, zeigt sich ganz deutlich ein Durchsetzungsproblem.

Es handelt sich um sensible Personen, die sich ihrer Umgebung nicht erwehren können. Durch den Kopfschmerz ziehen sie sich zurück (zwangsweise) und verschaffen sich dadurch eine Verschnaufpause. Danach können sie den Kampf mit der Umgebung wieder aufnehmen.
Durch den Kopfschmerz brauchen sie nichts mehr zu sehen und zu hören. Sie müssen sich jetzt nicht mehr mit der Außenwelt auseinandersetzen.

Oft rennen sie gegen eine „Mauer". Sie sind dann gezwungen, sich neu zu orientieren und dies fällt ihnen sehr schwer.

Sie kämpfen ständig mit sich, für sich und andere, die ihnen am Herzen liegen. Sie wollen für ihre Lieben etwas durchsetzen, was nur schwer oder überhaupt nicht durchsetzbar ist.

Sie kämpfen nicht nur für die Lösung ihrer eigenen Probleme, sondern auch für die ihrer Umwelt. Meistens ist es dabei nicht einmal klar, ob die anderen dies überhaupt wollen. So ein Verhalten entspricht unter Umständen einer stillschweigenden Bevormundung.

Sie würden gern ihre Umgebung verändern, können es jedoch nicht, weil ihnen ein ausgeprägtes Sicherheitsbedürfnis im Wege steht. Materielle Dinge und Sicherheit sind ihnen sehr wichtig. Es entsteht eine Konfliktsituation.

Wenn es ihnen gut geht, nehmen sie den „Kampf“ wieder auf. Sie sind richtige “Stehaufmännchen“!

Sie fühlen sich nicht genug geliebt. Sie erreichen mit ihrem Kopfschmerz, dass ihre Umgebung auch einmal auf sie Rücksicht nimmt.

Hormonell bedingter Kopfschmerz tritt vorwiegend bei Frauen auf. Er hängt mit der mangelnden Akzeptanz der eigenen Persönlichkeit zusammen.

Fazit

Die Betroffenen sind schon von Kindheit an freundlich und hilfsbereit. Sie haben sich schon immer zufrieden und glücklich gefühlt. Jetzt können sie nicht verstehen, was ihnen Probleme bereitet.

Nur durch den Schmerz werden sie darauf aufmerksam gemacht, dass sie eine Veränderung in ihrem Verhalten vollziehen müssen: eigene Belange wichtiger und die der Umgebung weniger wichtig nehmen.

Wenn derjenige nein denkt, sollte er auch nein sagen und tun. Mal etwas für jemanden nicht zu tun, muss mühsam erlernt werden. Vor allem wenn es um ihre eigenen Kinder geht, fällt das den Betroffenen extrem schwer.

Sie sollten nicht mehr versuchen für Personen, die ihnen am Herzen liegen, etwas durchsetzen zu wollen. Die indirekte Bevormundung ihres Umfeldes findet dann nicht mehr statt.

Sie fangen an, ihre Mitmenschen mit ihrer eigenen Persönlichkeit und ihren eigenen Entscheidungen zu respektieren. Und dies betrifft ganz besonders ihre eigenen Kinder.

Durch die veränderte Lebenseinstellung tritt dann eine Entspannung ein. Sie können ihr Umfeld los lassen, viele Dinge und Ereignisse kommen und gehen lassen.

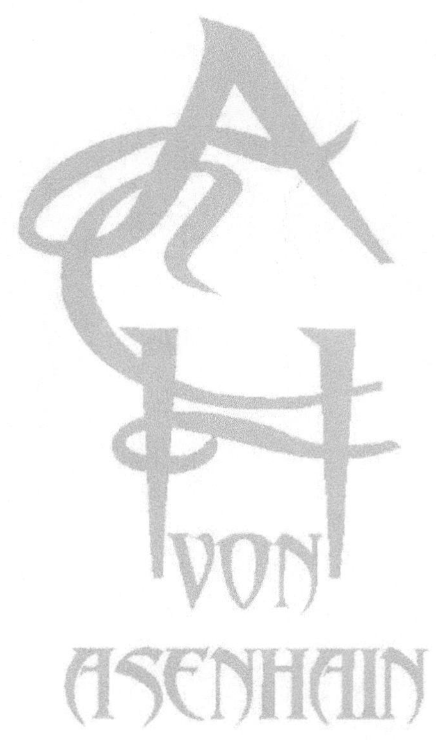
VON
ASENHAIN

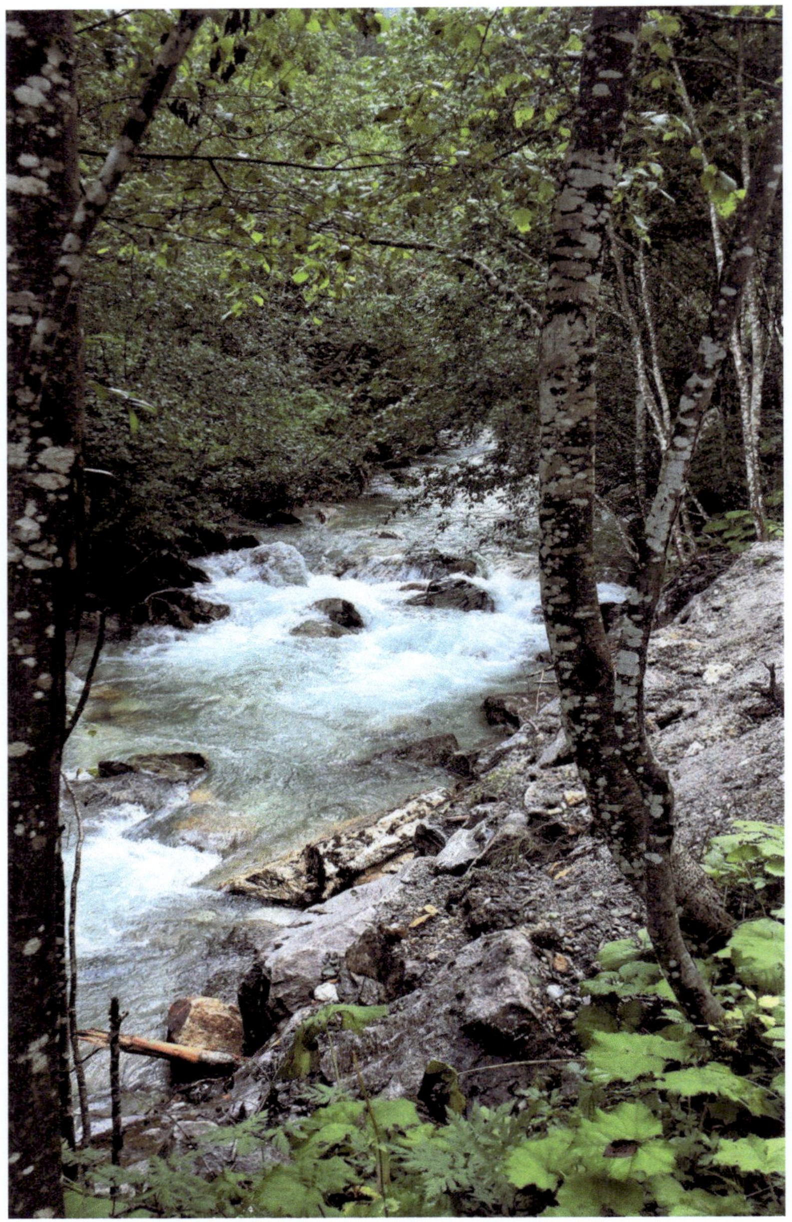

Schwindel

Sag mir, was plagt dich?

Der Schreck ist groß, was ist jetzt los?
Unsicher bist du auf den Beinen.
Du hältst dich fest um nicht zu fallen.
Was ist, was dich im Kreise dreht:
Ist es das Herz, der Kopf, der Rücken
oder auch einfach nur entzücken?
Freude oder Leid, Du weißt es nicht,
du kannst es nicht mehr unterscheiden.
Vielleicht musst DU das Rad jetzt drehen,
dann kannst du wieder grade gehen.

Volksmund

Sich im Kreis drehen
Keinen Halt mehr haben
Eine Situation ist aussichtslos
Das Ziel aus den Augen verlieren
Den Boden unter den Füßen verlieren
Nicht mehr in der Spur laufen

Pathogenese

Schwindel kann durch die unterschiedlichsten Beschwerden hervorgerufen werden.

Dazu zählen hauptsächlich Halswirbelsäulenbeschwerden, Kopfschmerz, Spinalkanalstenose, Fehlsichtigkeit, Ohrgeräusche, Gehörsturz, Herz-Kreislaufbeschwerden, Gehirnschädigung oder auch Gehirntumor und M. Menière.

Oft tritt der Schwindel unerwartet und plötzlich auf. Er wird als schwankend, drehend, hervorgerufen bei Lageveränderungen, morgens beim Aufstehen, beim Bücken oder auch einfach als ohne irgendeinen Anlass auftretend empfunden.

Die Betroffenen haben Angst, den Boden unter den Füßen zu verlieren und zu fallen.

Therapie

Es muss das auslösende Grundproblem gefunden werden.

Durch eine chirotherapeutische Behandlung, Lockerung und Entspannung der Wirbelsäule, naturheilkundliche Medikamente sowie Abbau von Stress ist der betroffenen Person oft schon sehr geholfen.

Da einem Schwindel unterschiedliche Störungen zugrunde liegen, ist eine Blutegeltherapie, die sowohl eine Entgiftung als auch eine Stoffwechselanregung und –veränderung bewirkt, eine erfolgreiche Methode, dieser Beschwernis zu Leibe zu rücken.

Psychodynamik

Die Betroffenen stressen sich ständig und kennen fast keinen anderen Zustand mehr. Da die unterschiedlichsten Beschwerden diesen Schwindel erzeugen, kommen natürlicherweise auch die unterschiedlichsten Faktoren zusammen. Im Einzelnen kann der geschätzte Leser unter den jeweils beschriebenen Erkrankungen Genaueres erfahren.

Hierbei handelt es sich um sehr sensible Personen. Sie können ihre Sensibilität nicht ausleben, weil ihr Umfeld diese nicht wahrnimmt. Sie finden keinen Ausweg und wissen nicht, wie sie ihr Leben anders angehen und bewältigen sollen. Sie beginnen, sich „im Kreis“ zu drehen.

Fazit

Da der Schwindel oft nicht nur ein Symptom als Ursache hat, können die Anregungen nur allgemein gehalten werden.

Bei Schwindel sollte der Betroffene versuchen, seine Situation, seine Probleme und Schwierigkeiten in denen er steckt, von einer ganz anderen Seite zu betrachten. Er sollte das Ganze mal „auf den Kopf stellen.“

Ein anderer Gesichtspunkt kann eine klare Sichtweise und eine Stabilisierung bedeuten, ein „auf den Punkt“ kommen.

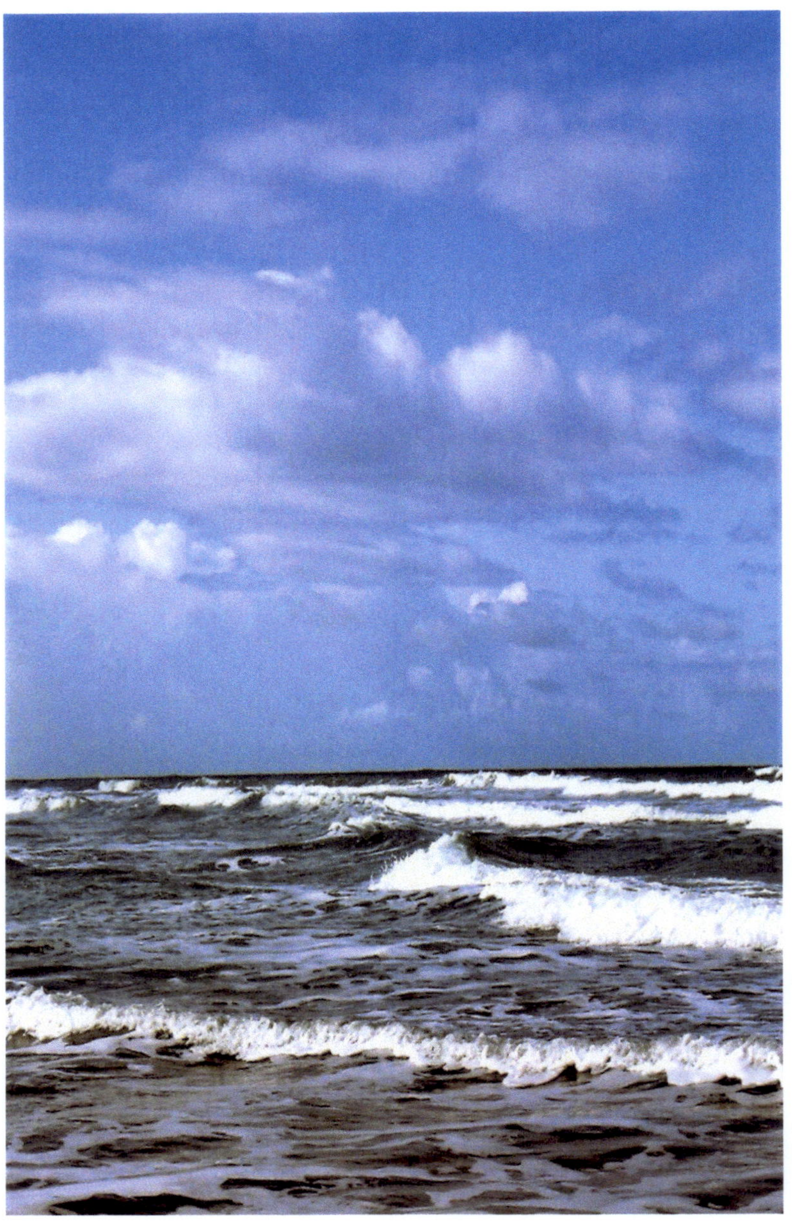

Tinnitus

Sag mir, was plagt dich?

Es sind deine Ohren, denke ich,
denn du hörst einfach nicht auf dich.
Deswegen hast du die Geräusche.
Sie zwingen dich zu sich.
Fang endlich an dich zu verändern
und höre jetzt auf dich.
Geh‘ endlich mit dir ins Gericht.

Volksmund

Etwas nicht hören können oder wollen
Will nicht in sich reinhören
Nicht auf seine innere Stimme hören
Beide Ohren auf Durchzug schalten
Etwas auf den Ohren haben

Pathogenese

In diesem Kapitel geht es nicht nur um Ohrgeräusche, sondern auch um Gehörstürze. Auslöser solcher Beschwerden können sein:

- Dauerstress,
- Lärm,
- Halswirbelsäulenbeschwerden,
- Durchblutungsstörungen,
- akustische Traumata,
- Tinnitus,
- Folgen eines Gehörsturzes,
- Bluthochdruck oder
- seelische Belastungen.

Die Beschwerden treten konstant, intermittierend, anfallsweise oder fortschreitend auf. Die Geräusche beim Tinnitus werden nur vom Betroffenen wahrgenommen. Sie treten als Sausen, Brummen, Rauschen oder Klingen, zischend oder pfeifend auf.

Eine Mittelohrentzündung ist zwar eine Infektionskrankheit, gehört jedoch in ihrer psychodynamischen Aussage und Bedeutung in dieses Kapitel zu den anderen Ohrerkrankungen.

Als Folge einer Erkrankung des Innenohres kann zusätzlich Schwindel auftreten, der sich als Dreh-, Schwank-, Liftschwindel, Pulsation, Taumel- oder Unsicherheitsgefühl, bzw. auch Schwarzwerden vor den Augen bemerkbar macht. Es ist eine subjektive Störung der Orientierung des Körpers im Raum (Scheinbewegung von Körper oder Umwelt).

Therapie

Mit durchblutungsfördernden Medikamenten, wie zum Beispiel einem Ginkgo-Produkt, kann man Ohrgeräusche positiv beeinflussen. Andere naturheilkundliche Mittel, die sowohl die Durchblutung verbessern als auch mehr Sauerstoff zuführen wirken sich günstig bei Tinnitus aus.

Ebenfalls verspricht eine Blutegeltherapie Erfolg. Mit den Phototherapiepflastern können Kuren durchgeführt werden. Diese bringen große Erleichterung.

Ob überhaupt eine Therapie hilft hängt besonders davon ab, wie lange der Tinnitus bereits besteht. Es gilt: Je länger die Ohrgeräusche schon bestehen, umso schwieriger wird es, sie los zu werden.

Oft wird dem Betroffenen schon damit geholfen, dass er im Gespräch lernt, den Tinnitus zu akzeptieren.

Psychodynamik

Hierbei handelt es sich um Persönlichkeiten, die hartnäckig auf ihren Standpunkt beharren und (trotz besseren Wissens) nicht von ihrer Linie abweichen wollen.

Sie schotten sich nach außen hin ab. Sie hören nicht auf ihre innere Stimme und gehen dessen ungeachtet ihren Weg.

Im tiefsten Inneren sind sie sehr verletzlich, unsicher und haben sich ein Weltbild aufgebaut, das ihnen Sicherheit vermittelt.

Diese Menschen kommen buchstäblich nicht weiter und treten auf der Stelle. Ihr Wissen reicht vom „Fachidioten" bis hin zum großen Allgemeinwissen.

Sie sehen keine Möglichkeit, ihre Situation zu beeinflussen bzw. zu verändern, und wollen es auch nicht. Trotzdem sind sie mit dem vorhandenen Zustand unzufrieden.

Sie wollen nicht auf sich und das, was ihr Innerstes ihnen zu sagen hat, hören. Es kann nicht sein, was nicht sein soll oder darf.

Ihrem Gemüt liegt eine ausgesprochene Bequemlichkeit bis hin zum Phlegmatismus zugrunde. Gern hätten sie, dass ihre Umwelt sich so verändert, wie es ihnen angenehm ist, damit sie sich nicht zu bewegen brauchen.

Sie kämpfen wie die Löwen für ihre geliebten Partner.

Menschen, die sie lieben, stehen für sie im Mittelpunkt ihres Lebens. Sie tragen diese auf Händen und richten ihren ganzen Fokus auf das Wohlbefinden der geliebten Person oder Personen. Auf sie kann man sich zu hundert Prozent verlassen.

Sie können sich an Probleme festbeißen, bis sie eine Lösung gefunden haben. Ihren eigenen Problemen gegenüber haben sie viel Geduld. Dabei können sie eine extreme Hartnäckigkeit entwickeln. Wird ihnen hingegen ein Problem von außen her angetragen, das sie nicht interessiert, reagieren sie unmutig und ungeduldig.

Sie schotten sich nach außen hin ab und verlieren dadurch die meisten ihrer sozialen Kontakte. Die Beschäftigung mit ihren Hobbys nimmt ihre gesamte Freizeit in Anspruch. Es sind Einzelgänger, haben nur wenige Freunde und leben gern als Einsiedler. Ihre Hörprobleme sind ideal als Begründung für diesen Lebensstil.

Fazit

Eine Veränderung und Aufweichen ihrer festgefahrenen Sichtweise, Lockerung und Verständnis für sich und ihre Isolation helfen ihnen, besser mit ihrem Tinnitus zu Recht zu kommen.

Es kostet sie allerdings große Mühe, sich aus ihrer Isolation zu befreien und den Menschen offener und freundlicher zu begegnen.

Mit der Teilnahme am öffentlichen Geschehen können sie ihre sozialen Kontakte vergrößern, Freundschaften finden und sich wieder gegenüber der Umwelt öffnen. Dadurch werden sie gelöster und freier. Dann sind sie in der Lage, sich Fehler einzugestehen und festzustellen, dass kein Mensch vollkommen ist.

Dieses Öffnen für die Umgebung führt dazu, dass sie andere Meinungen und Ansichten wahrnehmen. Sie beginnen, diese mit in ihre Entscheidungsprozesse einzubeziehen. Dadurch verlieren sie etwas von der ihnen eigenen Sturheit. Es wird ein gesundes Gleichgewicht zwischen Hartnäckigkeit und Zielstrebigkeit erreicht.

Der Schutz ihres Innersten mit all seiner Verletzlichkeit durch Abwenden vom Umfeld ist dann nicht mehr notwendig. Sie können entspannt mit ihren Mitmenschen agieren. Neue Bekanntschaften und Freundschaften werden entstehen, die völlig ungeahnte Impulse in ihr Leben bringen.

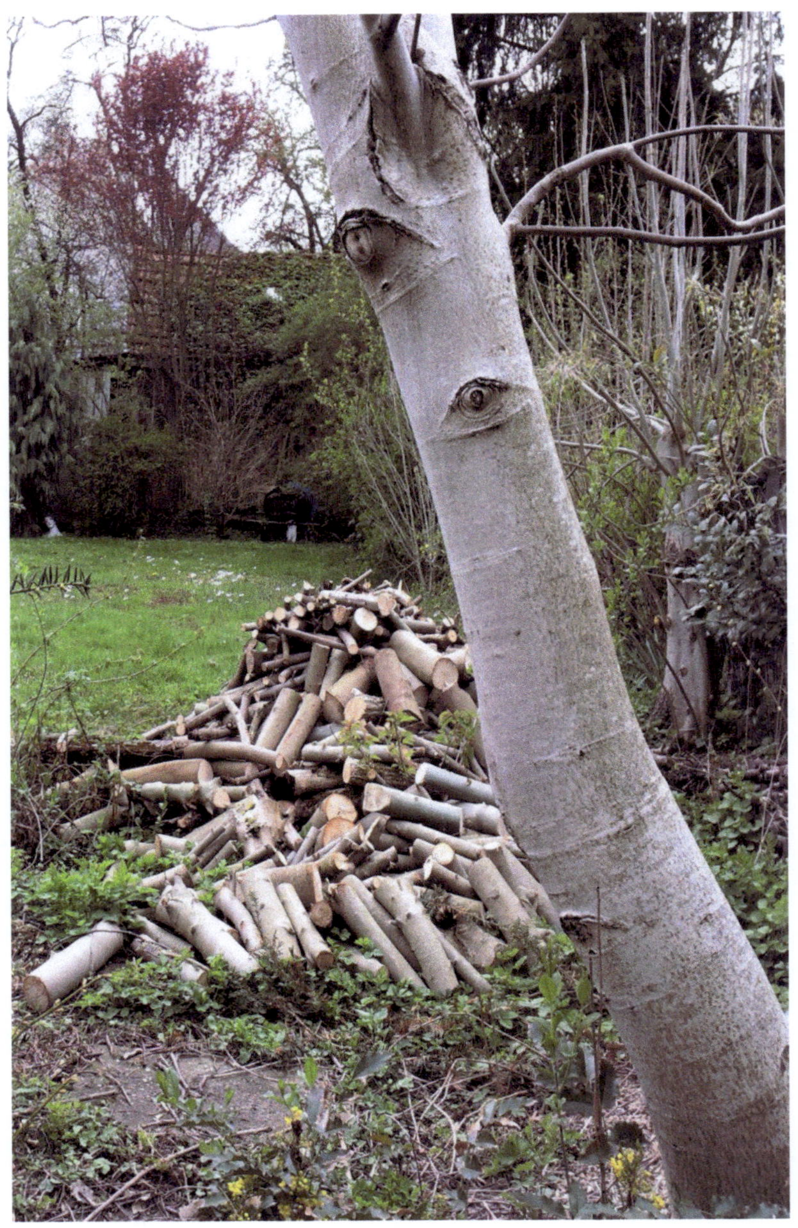

Zahnerkrankungen

Sag mir, was plagt dich?

Es pocht und schmerzt ganz fürchterlich,
die Wange ist ganz heiß und rot.
Einspeicheln, Beißen und auch Kauen,
wie sollte man auch sonst verdauen?
Du hast jetzt eine große Not.
Ist denn der Zahn inzwischen tot?
Es darf und sollte noch nicht sein,
vielleicht muss jetzt eine Prothese rein.

Volksmund

Jemanden am liebsten zerfleischen wollen
Keinen Biss mehr haben
Sich nicht mehr durchbeißen können
Alles wird bis ins kleinste Detail zerkaut
Sich die Zähne an etwas ausbeißen
An etwas sehr lange kauen
Sich an einem Problem festgebissen haben

Pathogenese

Zahnerkrankungen betreffen sowohl die Zähne, das Zahnfleisch als auch den Kiefer. Dies kann eine genetische Folge sein oder verursacht werden durch:

- falsche Ernährung,
- Mangel an Nährstoffen,
- Mineralien,
- falsche oder fehlende Zahnhygiene,
- Infektionskrankheiten usw.

Eine Kieferfehlstellung fördert Zahnerkrankungen. Zähneknirschen während des Schlafens gehört ebenfalls mit zu den Auslösern.

Therapie

Beim Zähneknirschen sind Entspannungstechniken wichtig. Eventuell muss nachts eine Schiene getragen werden.

Akute Zahnbeschwerden werden in der Regel durch einen Zahnarztbesuch beseitigt. Phototherapiepflaster bringen als Alternative zu herkömmlichen Schmerzmitteln Erleichterung.

Unterstützend wirken homöopathische oder andere biologische Medikamente. Eine zusätzliche Einnahme von Mineralien, Vitaminen, Enzymen und/oder Spurenelementen trägt zur Gesundung bei.

Eine Stabilisierung im Zahn- bzw. Kieferbereich kann auch durch entspannungsfördernde Maßnahmen wie Mediation und Beschäftigung mit einem Hobby unterstützt werden.
Eine gute Zahnpflege und eine Ernährungsumstellung unterstützen die Anstrengungen.

Psychodynamik

Aggressionen, die sich tagsüber aufstauen, machen sich nachts zähneknirschend bemerkbar. Die Betroffenen stehen allgemein unter einem sehr hohen seelischen Druck. Sie empfinden ihre Situation als anstrengend, können jedoch nichts verändern. Da sie von Haus aus gelernt haben, Rücksicht auf die Umwelt zu nehmen, können sie aufgestaute Aggressionen nicht ausleben.

Haben sie keine Möglichkeiten oder sind viel zu fertig und kaputt, wollen sie eigentlich nur noch, dass es bald vorbei ist.

Sie wissen, dass man nur sich selbst und nicht die Anderen verändern kann. Sie setzen dieses Wissen jedoch nicht für sich ein.

Durch ihre Zahnerkrankungen sind sie gezwungen, sich mit sich auseinander zu setzen. Sie müssen sich während der Zeit der Erkrankung und der Behandlung intensiv mit sich beschäftigen. Das tut ihnen ausgesprochen gut. Sie ändern jedoch nichts. Im weiteren Verlauf lassen die Beschwerden nach und ihr Leben geht wieder so weiter wie zuvor. Bis zur nächsten Zahnerkrankung.

Fazit

Die Frage, an was man zu kauen hat, sollte geklärt werden. Welchen Entscheidungen und Problemen will man ausweichen? Was macht sie aggressiv? Die Schaffung einer inneren Distanz zu diesen Dingen bringt Erleichterung.

Die Betroffenen sollten sich trotz ihrer Anspannung körperlich fordern, um ganz langsam zur Ruhe zu kommen. Durch Sport und Meditation können sie aufgestaute Aggressionen abbauen. Sind die Aggressionen abgebaut, gewinnt das klare Denken wieder die Oberhand. Es können jetzt Strategien entwickelt werden, um ihre Problematiken zu bearbeiten und ihre Einstellung dazu zu ändern.

Für sie ist die Erkenntnis relevant, dass die eigene Gesundheit vor allen andern Dingen absoluten Vorrang hat.

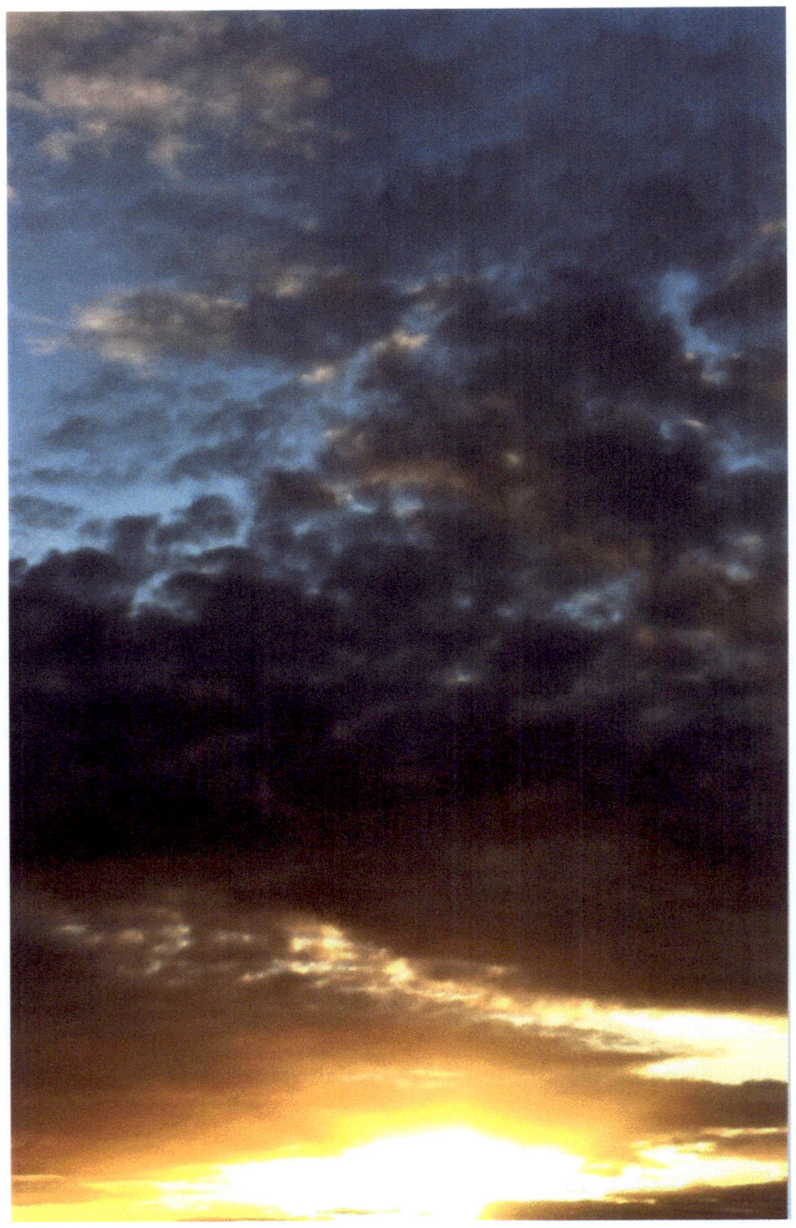

Gefäßerkrankungen

Wir unterscheiden bei den Gefäßerkrankungen zwischen den arteriellen Gefäßerkrankungen (Durchblutungsstörungen) und venösen Gefäßerkrankungen (Venenleiden).

Durchblutungsstörungen

Sag mir, was plagt dich?

Dein Kopf wird schwer,
du kannst nicht mehr.
Weißt nicht mehr ein noch aus.
Fühlst dich wie ausgepumpt und leer.
Die Füße tragen dich nicht mehr.
Kannst nur noch ein paar Meter gehen
und bleibst dann stehen.
Manchmal denkst du, es ist bald so weit:
Bist du eigentlich schon bereit?
Beginn doch endlich dich zu ändern!

Volksmund

Bei dieser Person beginnt schon der Kalk zu rieseln
Bei jemandem stimmt es nicht mehr so ganz
Das Denken fällt jemandem ziemlich schwer
Eine Situation ist ziemlich verfahren
Jemand bekommt nichts mehr auf die Reihe
Es kommt nicht mehr im Kopf an

Pathogenese

Zu den arteriellen Gefäßerkrankungen gehören nachfolgend aufgeführte Erkrankungen und Beschwerden. Darunter zu verstehen sind:

- Durchblutungsstörungen (AVK = arterielle Verschlusskrankheit),
- Claudicatio intermittens (Schaufensterkrankheit),
- Arteriosklerose (Gefäßverkalkung),
- Herzinfarkt,
- Apoplexie (Gehirnschlag),
- Reynaud-Syndrom (gefäßkrampfbedingte, anfallsartig auftretende Gefäßkrämpfe mit Minderdurchblutung (Blässe), meist an den Arterien der Finger).

Eine mangelhafte Durchblutung in einem Gefäß führt zwangsweise zu einer Durchblutungsstörung. Bei einem Verschluss des Gefäßes entsteht ein Infarkt.

Infarkte können überall entstehen. Im Kopf sprechen wir von einem Gehirnschlag bzw. Schlaganfall, im Herzen von einem Herzinfarkt, in den Lungen zum Lungeninfarkt. Kommt es – meist altersbedingt – im Darm zu Gefäßverschlüssen, sprechen wir von einem Darminfarkt.

Finden die Durchblutungsstörungen im Kopf statt, können Beschwerden wie Schwindel, Doppelbilder, Sensibilitätsstörungen und Kopfschmerz auftreten. Die Ursache ist meist eine Embolie, ein plötzlicher Verschluss des Blutgefäßes. Seltener ist es eine Verengung, die langsam beginnt und irgendwann zu einem Gefäßverschluss führt (Thrombose).

Auch ein Aneurysma führt zu solchen Beschwerden. Dies sind Gefäßfehlbildungen in Form von Aussackungen der Gefäßwände.

Es kann auch zu einer sogenannten intrazerebralen Massenblutung kommen, einem Zerreißen des Gefäßes infolge eines Bluthochdrucks, Gefäßverkalkung oder Gefäßfehlbildung (Aneurysma).

Finden die Durchblutungsstörungen in den Beinen statt, kann Bewegungsschmerz, kalte Hände und Füße, auch Wadenkrämpfe - besonders nach einer gewissen Gehstrecke, die durch schnelles Gehen noch verstärkt werden - auftreten. In Ruhe entspannt sich die Muskulatur, die Durchblutung wird besser und die Schmerzen verschwinden, um bei einer erneuten Belastung wiederum aufzutreten (Schaufensterkrankheit).

Durch die erhöhte Lebenserwartung, Medikamentenmissbrauch, Missbrauch von Lifestyle Drogen, falscher Ernährung u.a. wurde inzwischen die Gefäßverkalkung mit nachfolgender Durchblutungsstörung zur Nummer Eins der Volkskrankheiten. Die Hälfte aller Todesfälle treten aufgrund einer Gefäßverkalkung ein.

Therapie

Grundlage der Therapie bei allen Erkrankungen an den Gefäßen, ob arteriell oder venös, ist die persönliche und intensive Betreuung der Betroffenen.

Dazu gehören durchblutungsfördernde Maßnahmen in Form einer naturheilkundlichen Behandlung mit pflanzlichen Medikamenten, Vitaminen, Mineralstoffen, Physiotherapie, Entspannung der Wirbelsäule, Entlastung des Stoffwechsels, Ernährungsumstellungen, Behandlung mit Blutegeln und Phototherapiepflastern.

Diese Betroffenen leben reichhaltig und genussvoll. Sie genießen und schätzen ein gutes Essen über alles und lieben die „Völlerei“: Übermäßig viel Essen, Rauchen, alkoholische Getränke oder Sport treiben. Es ist immer zu viel des Guten. Unbewusst schaffen sie sich einen Ausgleich für den täglichen Frust.

Sie sind extrovertiert, denn sie lieben den gesellschaftlichen Umgang. In einer Gruppe leben sie ihre Bedürfnisse noch besser aus, vor allem, wenn es sich um Gleichgesinnte handelt. Durch ihre Oberflächlichkeit haben sie immer die nötige Distanz zur Umwelt. Sie brauchen sich mit ihr und sich nicht auseinander zu setzen. Sie legen viel Wert auf Imagepflege und ihr Selbstbewusstsein.

Den überaus sensiblen Menschen fehlt es somit nicht an Zuwendung, denn sie können sich jederzeit mit ihren Süchten selbst befriedigen. Allgemein sind sie mit ihrem Leben zufrieden, denn sie schöpfen aus dem Vollen. Eine Notwendigkeit, ihren Lebensstil zu verändern, sehen sie nicht. Sie sind überzeugt, dass es immer die anderen trifft und nicht sie.

Nur durch den Schock beim Auftreten einer entsprechenden Krankheit (Gehirnschlag oder auch Herzinfarkt) wird ihnen die dringend notwendige Veränderung bewusst.

Fazit

Um sich von suchtmachenden Gewohnheiten zu distanzieren ist es notwendig, das ganze Ausmaß der Erkrankung zu sehen und zu akzeptieren.

Der Betroffene sollte sich über die Tatsache bewusst werden, dass letztendlich der Ausgang tödlich sein kann, wenn er sich nicht verändert.

Das bedeutet für ihn, sich möglichst viel Hilfe und Unterstützung zu holen, damit er sein Leben verändern kann. Er sollte daran denken, nicht mehr alles persönlich zu nehmen. Und nicht meinen, man müsse das Rad der anderen mit drehen.

Vorhandene Süchte sollten kanalisiert oder – wenn möglich – ganz eingestellt werden. Alles muss mit Maß und Ziel genossen und erlebt werden.

Ganz bewusst das eigenes Leben in die Hand nehmen.

Sich selbst zu lieben ist die Voraussetzung, auch von seinen Mitmenschen geliebt zu werden. Dadurch entsteht ein Selbstvertrauen, das demjenigen die Achtung und den Respekt seiner Umwelt sichert.

Sie sollten lernen, sich nicht mehr um Angelegenheiten zu kümmern, die sie nicht persönlich betreffen, d.h. mehr Distanz üben und sich nicht in fremde Angelegenheiten einmischen. Alles kommen und gehen lassen.

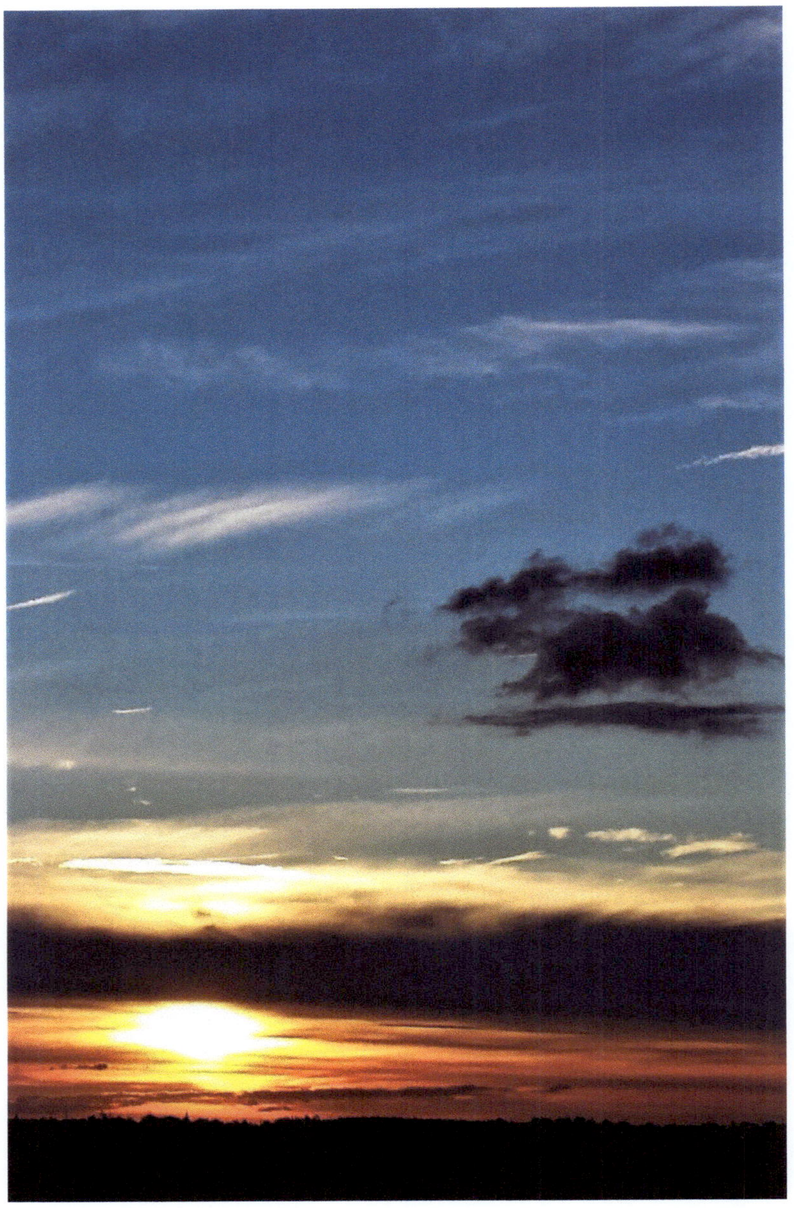

Herzbeschwerden

Sag mir, was plagt dich?

Dir geht's nicht gut, dein Herz ist schwer,
fühlst eine Faust in deiner Brust.
Läufst du dem Leben hinterher
oder ist es ein zu viel an Hochgenuss?
Mal bist du oben und mal unten,
mal ist es eine Explosion.
Es ist dein Herz, das dir so schmerzt.
Du hast es nicht geschont.
Spürst hart und schnell den Schlag.
Was ist, was dir am Herzen liegt?
Gehst dran vorbei und merkst es nicht,
trägst du was nach, verzeihst es nicht?
Lass los, bleib einmal ruhig stehen.
Komm aus der Situation heraus.
Besinne dich - sonst ist es mit dem Leben aus.
Verzeih und trage nicht mehr nach,
dann regelt sich der Schlag - gib nach!

Volksmund

Es ist eine Herzensangelegenheit
Etwas auf dem Herzen haben
Das Herz konnte es nicht mehr verkraften
Es läuft einem die Zeit davon
Man hat das Gefühl, etwas versäumt zu haben
Das Herz klopft bis zum Hals
Anstatt einem Herz hat jemand einen Stein in der Brust
Das Herz ist übervoll
Das Herz hüpft vor Freude
Das Herz auf der Zunge tragen

Sich den Druck vom Herzen nehmen
Ständig unter Strom stehen
Ein zu großes Herz haben
Sich etwas schwer zu Herzen nehmen
Blass vor Schreck sein
Rot vor Wut sein
Das Herz steht fast still
Sein ganzes Herz an etwas hängen
Schweren Herzens loslassen

Pathogenese

Angina pectoris (Stenokardie, Brustenge)

Angina pectoris ist ein plötzlich auftretender Schmerz in der Brustmitte. Er entsteht in aller Regel durch den Sauerstoffmangel im Herzmuskel als Folge von Durchblutungsstörungen in den Herzkrankgefäßen (Koronare Herzkrankheit). Ursache dafür ist in den meisten Fällen eine Arteriosklerose, eine Gefäßverkalkung.

Da oft nicht unterschieden werden kann, ob ein akuter Herzinfarkt vorliegt, sollte sofort ein Notarzt verständigt werden.

Folgende Faktoren erhöhen ein Risiko für eine Angina pectoris:

- Erkältung oder ein anderer Infekt,
- erhöhte Entzündungswerte,
- ungesunde Ernährung,
- Übergewicht,
- Bewegungsmangel,
- übermäßig betriebener Leistungssport,
- Rauchen,

- Bluthochdruck,
- Stoffwechselkrankheiten wie z.B.
- Diabetes mellitus.

Bei Männern ist das Risiko eines Herzinfarkts bzw. Angina pectoris Anfalls gegenüber der Frau deutlich höher. Auch steigt das Risiko mit dem älter werden an.

Herzinfarkt

Ein Herzinfarkt entsteht, wenn der Herzmuskel durch einen plötzlichen Gefäßverschluss nicht mehr mit Sauerstoff versorgt wird und Herzmuskelgewebe abstirbt.

Die koronare Herzkrankheit (KHK) zählt zu den häufigsten Herzinfarkt-Auslösern. Seltener ist eine Entzündung der Herzkrankgefäße oder ein Blutgerinnsel (Embolie) die Ursache.

Ein akuter Herzinfarkt sollte sofort notärztlich versorgt werden. Dazu gehört, dass die Symptome möglichst früh erkannt werden. Schon bei einem Verdacht sollte der Rettungsdienst geholt werden. Je früher mit der Behandlung begonnen werden kann, desto größer ist die Überlebenschance.

Die Herzinfarkt-Anzeichen sind für den Beobachter nicht immer typisch und können sich zwischen Mann und Frau unterschiedlich darstellen.

Anzeichen sind - ohne organische Ursache - auftretende anfallsartige Herzbeschwerden in Form eines lang anhaltenden Schmerzes mit Todesangst, Vernichtungsgefühl, Druck,

Schweißausbruch, Schwäche, Schweregefühl sowie Übelkeit bis hin zu Atemstörungen.
Die Schmerzen können in den linken Arm, Hals- und Kopfseite sowie auch Unterbauch ausstrahlen. Bei einem Hinterwandinfarkt klagt der Betroffene über Rückenschmerzen.

Niedriger Blutdruck (Hypotonie)

Eine Hypotonie, ein zu niedriger Blutdruckwert, zeichnet sich durch einen Blutdruckwert unterhalb von 100/60 mmHg aus. Hier besteht ärztlicherseits kein Handlungsbedarf.

Die Betroffenen können chronisch müde sein. Es kann Schwindel auftreten und folgend eine gewisse Unsicherheit.

Bluthochdruck (Hypertonie)

Bei der Hypertonie handelt es sich um einen zu hohen Druck in den Arterien. Die Gefahr eines Herzinfarkts bzw. Schlaganfalls ist latent vorhanden.

Herzrhythmusstörungen

Herzrhythmusstörungen sind Unregelmäßigkeiten des Herzschlags.

Diese wiederum unterteilt man in Bradykardie (Schläge unter 60/Minute) und Tachykardie (Schläge über 100/Minute).

Sowohl dem einen als auch dem anderen liegen in vielen Fällen neurovegetative Dysregulationen zugrunde. Diese können durch falsche Ernährung, Stress, Stoffwechselkrankheiten, Medikamente oder auch vorhandenen Durchblutungsstörungen verursacht werden.

Rhythmusstörungen können kurzzeitig und kurzfristig auftreten und wieder verschwinden. Sie können jedoch auch dauerhaft bestehen bleiben und sich auch als unregelmäßige Herztöne zeigen. Sie machen sich durch Herzklopfen, -stolpern, -jagen und auch –rasen bemerkbar. Schwindel- und Beklemmungsgefühl treten parallel dazu auf, auch Angst vor einem plötzlichen Herzstillstand. Vorsicht, denn es besteht eine Sturzgefahr.

Bradykardie
Eine Bradykardie ist in der Regel bei Leistungssportlern festzustellen aufgrund eines vergrößerten Herzmuskels. Die Sauerstoffversorgung im Gewebe kann durch die geringe Anzahl von Herzschlägen pro Minute unter Umständen bedrohlich abfallen.

Tachykardie
Eine Tachykardie kann durch Mineralstoffmangel entstehen sowie durch hormonelle Veränderungen, Stoffwechselstörungen, Medikamente, Erschöpfung, Stress u.v.m. Gefährlich wird es beim Auftreten von einem so raschen Herzschlag, dass überhaupt kein Blut mehr in die Gefäße gepumpt wird (Kammerflimmern).

Therapie
Beim Auftreten der ersten Anzeichen von Herzbeschwerden können naturheilkundliche Medikamente hervorragende Ergebnisse zeigen. Besonders wichtig ist eine Ernährungsumstellung und die Behandlung mit Blutegeln. Über die gesunde Ernährung sollte ausführlich gesprochen werden, denn nur was der Mensch isst, das ist er. Über eine sinnvolle Ernährung können die Gefäße sehr gut beeinflusst werden und sich im Laufe der Jahre sogar wieder regenerieren.

Der Einsatz von Blutegeln, Entspannung durch eine chirotherapeutische Behandlung und Massage, Spaziergänge, Fitness, Schwimmen, sportliche Betätigung helfen, die Beschwerden in den Griff zu bekommen und sich wieder wohl zu fühlen.

Hypertoniker sind in den meisten Fällen mit einem üblichen schulmedizinischen Blutdrucksenker versorgt.

Der Naturheilkundler verordnet zusätzlich Produkte aus dem pflanzlichen, organischen und mineralischen Bereich, evtl. auch in Form von Nahrungsergänzungsmitteln.

Wichtig ist auch eine ausreichende Flüssigkeitszufuhr und körperliche Bewegung.

Die Hypotonie muss in der Regel nicht behandelt werden. Sollten jedoch Beschwerden auftreten wie Herz-Kreislaufbeschwerden, Konzentrationsstörungen, Schwindel oder auch einer lang andauernde Müdigkeit, kann man dies sehr gut mit naturheilkundlichen Medikamenten behandeln. Körperliche Betätigung unterstützt diese Bemühungen ebenso wie Kneipp'sche Anwendungen.

Beim Auftreten von Schwindelgefühlen sind Kreislauf unterstützende Maßnahmen notwendig.

Psychodynamik

Es handelt sich um sehr empfindsame Personen, die nach außen hin als sehr stark auftreten. Wenn es nicht nach ihren Vorstellungen geht, sind sie jedoch auch rasch für längere Zeit „beleidigt“. Besonders wenn sie von einem Partner enttäuscht sind, sind sie sehr nachtragend, gestresst, verzeihen und vergessen nicht. Sie fühlen sich ständig persönlich betroffen und angesprochen – auch wenn dies nicht gerechtfertigt ist.

Sie nehmen sich überaus wichtig. Es sind Besserwisser. Sie akzeptieren ihre Partner nicht als eigen- und selbständige Persönlichkeiten. Sie meinen es gut mit ihnen. Sie nehmen das Recht für sich in Aspruch, für ihre Partner Entscheidungen zu treffen.
Ihnen ist ein starres und uneinsichtiges Verhalten eigen, dass sich durch Herrschsucht und Bevormundung zeigt.

Sie meinen, dass nichts ohne sie geht. Dies führt jedoch auch zu einer extrem ausgeprägten Hilfsbereitschaft.

Hypotonie

Bei hypotonen Patienten handelt es sich um Persönlichkeiten, die sich ein Leben lang in Partnerschaften und Alltag unterdrücken lassen.

Weil sie ihre Meinung selten äußern, sind sie allgemein beliebt.

Sie sind passiv gegenüber ihrer Umwelt. Sie wollen in nichts hineinkommen und weichen Schwierigkeiten eher aus. Beileibe sind sie innerlich nicht mit allem einverstanden, jedoch haben sie nicht den Nerv und die Stärke, sich auseinander zu setzen. Leben und leben lassen ist ihre Devise.

Interessanterweise legen Menschen mit niedrigem Blutdruck ein gegensätzliches Verhalten an den Tag: Sie äußern sich nicht und gehen Diskussionen aus dem Weg. Dadurch dass sie ihren Mitmenschen gegenüber gefällig sein wollen, stehen sie von morgens bis abends in deren Dienste. Andererseits jedoch nehmen sie sich aus diesem Grund das Recht raus, ihnen zu sagen, was sie von ihrer Umwelt erwarten und was die Anderen zu tun und zu lassen haben.

Hypertonie

Menschen mit Bluthochdruck haben oft zu Angelegenheiten, die nicht ihre eigenen sind, etwas zu sagen. Da sie jedoch nicht nach ihrer Meinung gefragt werden, reagieren sie mit Resignation oder Wut. Diese richtet sich dann gegen sie selbst. Sie reagieren manchmal plötzlich und unerwartet wie ein HB-Männchen. Ihre Geduld ist relativ schnell am Ende.

Sie nehmen sich Vieles zu Herzen. Personen, die sie verletzt haben, machen sie richtig wütend. Dies kann bis zum Hass ausweiten. Vergeben fällt ihnen schwer.

Nur durch das Eintreten eines solch tiefen Ereignisses wie einem Herzinfarkt verändern diese Persönlichkeiten ihr Verhalten gegenüber den Menschen, die ihnen am Herzen liegen. Dadurch kann es zu einer deutlichen Verbesserung ihres Gesundheitszustandes kommen.

Herzrhythmusstörungen

Entsteht eine Bradykardie als Folge von Leistungssport, handelt es sich um Persönlichkeiten, die ihre Anspannungen und Aggressionen durch körperliche Aktivitäten abbauen.
Für die Umwelt sind sie angenehm, verbindlich, zurückhaltend und kooperativ.

Ist ein zu schneller Puls (Tachycardie) vorhanden, hat der Betroffene das Gefühl, im Leben etwas versäumt zu haben. Ständig rennt er irgendwelchen Ereignissen voraus oder hinterher. Er kommt meistens viel zu früh oder viel zu spät. Sie haben das Gefühl, ihr Leben nicht zu leben. Auch haben sie immer wenig Zeit, weil sie noch sehr viel erledigen müssen. Ein akutes Herzproblem kann sie wieder zurück holen. Dann müssen sie lernen, sich mal um sich zu kümmern und nicht immer zuerst um Andere.

Ihr Leben würden sie gerne anders gestalten. Doch die Tradition, die Erwartungshaltung der Umwelt und die eigene Erwartungshaltung lässt dies nicht zu. Ohne es zu bemerken, leben sie an ihrem Leben vorbei.

Fazit

Egal, um welche Art Herzbeschwerden es sich handelt, es geht immer um Herzensangelegenheiten.

Nur durch das Eintreten einer emotional tiefgreifenden Situation (z.B. Todesfall, Trennung, Versagen, Stress) verändern sich diese Personen.

Mit dem Akzeptieren ihrer Lebensumstände und Loslassen falscher Vorstellungen und eigener Erwartungen entspannt sich ihre Situation. Dadurch kann es zu einer deutlichen Verbesserung ihres Gesundheitszustandes kommen.

Oft ist es jedoch schon zu spät. Ein Herzinfarkt ist dann die Folge ihres starren und uneinsichtigen Verhaltens.

Hypertoniker sollten sich bereits während des Berufslebens Hobbys zulegen und Sport treiben. Dadurch können sie Aggressionen abbauen. Ein weiterer Vorteil ist, dass sie später im Rentenalter ihren Aktivitäten nachgehen.

Die Gefahr einer Bevormundung des Partners ist ebenfalls gebannt.

Hypotoniker sollten lernen, auch mal nein zu sagen. Sie sollten ihre Aufmerksamkeit mehr auf ihre eigenen Bedürfnisse richten.

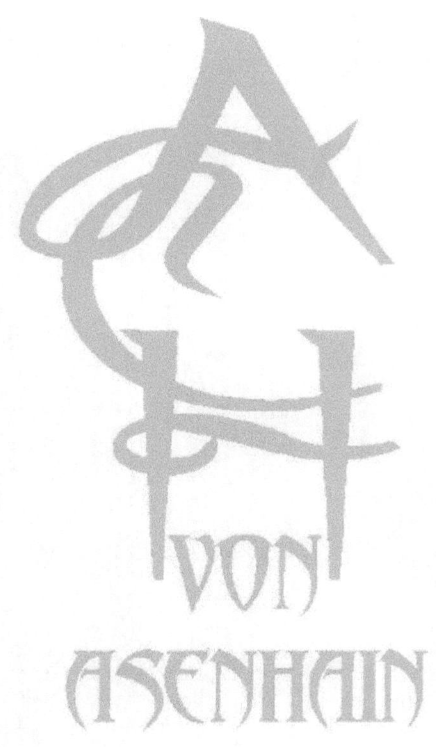
VON
ASENHAIN

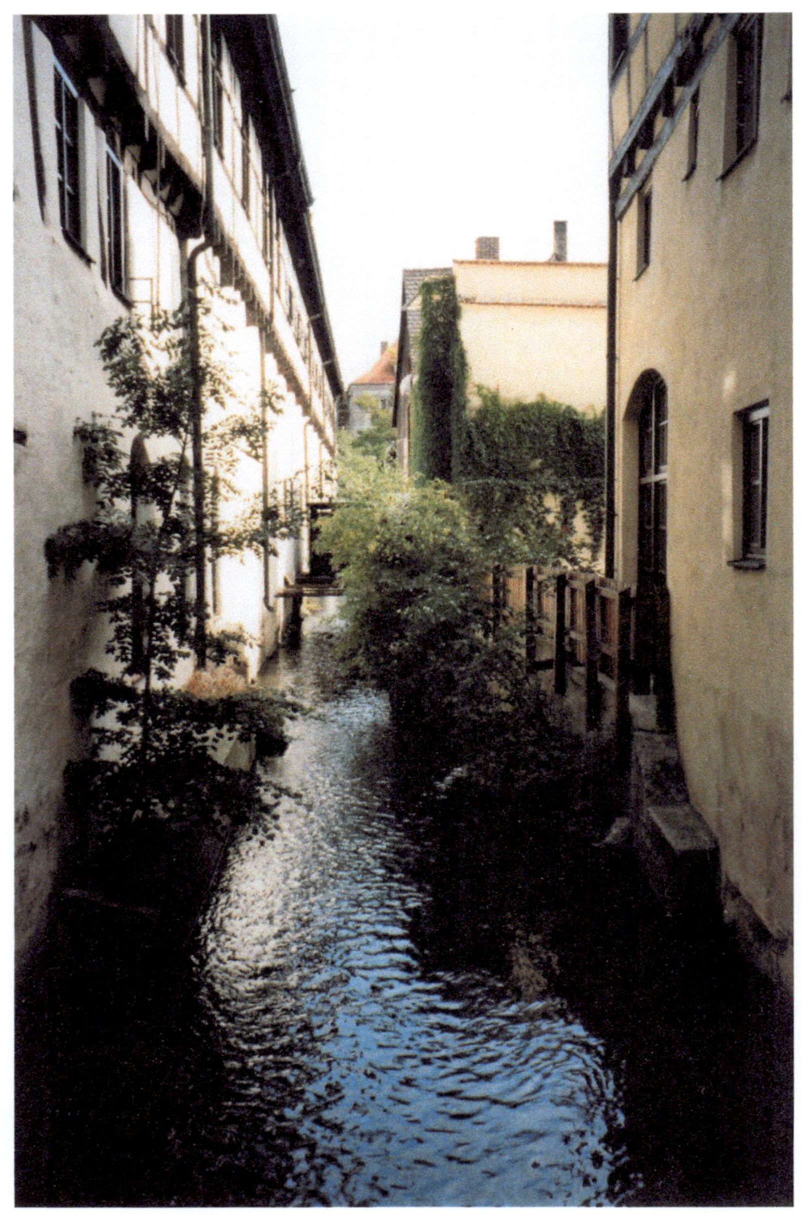

Venenleiden

Sag mir, was plagt dich?

Die Beine sind so schwer wie Blei.
Sie sind ganz dick und rot geschwollen.
Die Venen treten stark hervor.
Man fühlt sich saftlos, kraftlos
und ganz dick aufgequollen.
Am liebsten möchte man sich jetzt
und alles hängen lassen.
Es geht nicht so, man wird gebraucht.
Du musst dich wieder fassen.
Lauf nicht mehr weg vom Fleck
und bleib bei dir.
Kannst alles kommen und gehen lassen.

Volksmund

Die ganze Luft ist draußen
Ständig unter Spannung bzw. Strom stehen
Sich „über- bzw. abgespannt" fühlen
Keinen Halt mehr haben
Keinen Widerstand mehr bieten
Entspannen fällt schwer

Pathogenese

Unter dem varikösen Symptomenkomplex sind die häufigsten, in unseren Breitengraden auftretenden Erkrankungen und Beschwerden im venösen Bereich zusammengefasst. Venenklappenschwächen sind meist konstitutionell bedingt als Folge einer allgemeinen, angeborenen Bindegewebeschwäche.

Mit zunehmendem Alter tritt sie immer öfter in Erscheinung oder manifestiert sich. Berufe, bei denen Menschen lange stehen, fördern ein Auftreten von Beschwerden.

Nur dann, wenn es aufgrund dieser Schwäche zu einem Venenrückstau kommt und in der Folge Krampfadern oder schmerzhafte Hämorrhoiden entstehen, kann man von einem wirklichen Beschwerdebild sprechen.

Optisch zeigen sich erweiterte Venen und Krampfaderknoten unter der Haut.

Die Thrombophlebitis ist eine Entzündung oberflächlich gelegener Venen. Sie kann sowohl an den Beinen als auch an den Armen auftreten.

Die Beschwerden zeigen sich durch Rötung und Verhärtung im Venenverlauf. In einem stärkeren Stadium tritt ein Schmerz und Spannungsgefühl im betroffenen Arm bzw. Bein auf. Es kann bis zum Temperaturanstieg, Pulsanstieg und Unruhe, vor allem bei bettlägerigen Personen, kommen.

Thrombosen sind akute Verschlüsse einer Vene. Es treten Schmerzen und ein starkes Anschwellen der betroffenen Extremität (Beine, Arme) durch den Blutrückstau auf. Die Vene gerötet und überwärmt. Sie hat einen rötlich-bläulichen Schimmer (Glanzhaut). Der Verlauf kann jedoch uncharakteristisch oder asymptomatisch sein.

Tritt eine Thrombose im Enddarmbereich auf, so sprechen wir von einer Perianalvenenthrombose. Sie zeigt sich als harte Knoten, die sehr schmerzhaft sind und brennen. Blutauflagerungen im Stuhl sind zu finden.

Therapie

Eine wirkungsvolle Heilbehandlung erfolgt durch Phytotherapie, Homöopathie, Venenpflege durch Salben und Bäder, Kneipp'sche Güsse, Bürstenmassage, Bewegung, gesunde Ernährung, Phototherapiepflaster usw. Besonders gute Erfahrungen in all den Jahren habe ich mit der Blutegeltherapie gemacht.

Alle Maßnahmen sind Voraussetzung dafür, dass man ohne Probleme mit einer Bindegewebsschwäche leben kann.

Psychodynamik

Bindegewebsschwäche zeigt eindeutig auf Spannungen hin, die die Betroffenen meist schon von Geburt an haben. Diese sind so selbstverständlich, dass sie für die Betroffenen nicht wahrnehmbar sind.

Es handelt sich hierbei um sehr sensible, oft ängstliche Persönlichkeiten und sehr angenehme Zeitgenossen, die sich gut in die Umgebung einfügen und auch sehr hilfsbereit sind. Deshalb finden wir diese Personen überwiegend in sozialen Berufen engagiert. Von den zu betreuenden Personen werden sie sehr geschätzt. Sie sind fürsorglich und mitfühlend.

Es macht ihnen Freude, für andere da zu sein. Darüber vergessen sie, dass sie erst einmal für sich selbst da ein sollten.

Allerdings tun sie sich schwer mit der Durchsetzung ihrer eigenen Interessen. Sie haben jedoch keine Probleme, etwas für ihre Mitmenschen durchzusetzen, denn sie sind immer zuerst für die anderen da.

Es fallen sehr viel Genießer in diese Rubrik. Auf diese Art und Weise holen sie sich die Zuwendung, die sie anderweitig nicht bekommen. Da auch wenigstens ein Elternteil diese Veranlagung hat, ist das Verhalten noch zusätzlich durch das Kopieren der elterlichen Verhaltensmuster in der Kindheit geprägt.

Sie treten eher einen Rückzug an, als dass sie sich unbeliebt machen. Wenn zu viele Hindernisse im Weg liegen, werden Umwege in Kauf genommen, um das gesteckte Ziel zu erreichen. Nicht selten sind unter ihnen auch sog. „Radfahrer" zu finden. Diese Menschen buckeln nach oben und treten nach unten.

Durch dieses Verhalten sind sie bei ihren Vorgesetzten sehr beliebt. Sie schmeicheln dem Machtgefühl ihres Vorgesetzten.

Durch ständiges „unter Strom und Spannung" stehen legen sie ein hastiges und falsches Essverhalten an den Tag. Und neigen in der Folge eher zu einer adipösen Konstitution.

Fazit

Der erste Schritt zur Lösung des Problems ist die Vermeidung von Spannungszuständen. Das gelingt dem Betroffenen jedoch nur, wenn er sich auch gegenüber seiner Umwelt durchsetzt.

Wenn man sich selbst zurückstellt und sich verletzt, um sein Gegenüber nicht zu verletzen, ist das nicht der richtige Weg.

Es gibt in den meisten Fällen die Möglichkeit, sich klar zu erklären, ob man etwas will oder nicht. Auch ohne den anderen zu verletzen.

Nein zu sagen ist für diese Menschen sehr schwierig. Umso wichtiger ist für sie, dass zu erlernen. Es gibt ein gutes Gefühl und wirkt Spannungen und Konflikten entgegen.

Dadurch können sie ihre Aufgaben mit mehr Elan und Energie ausführen.

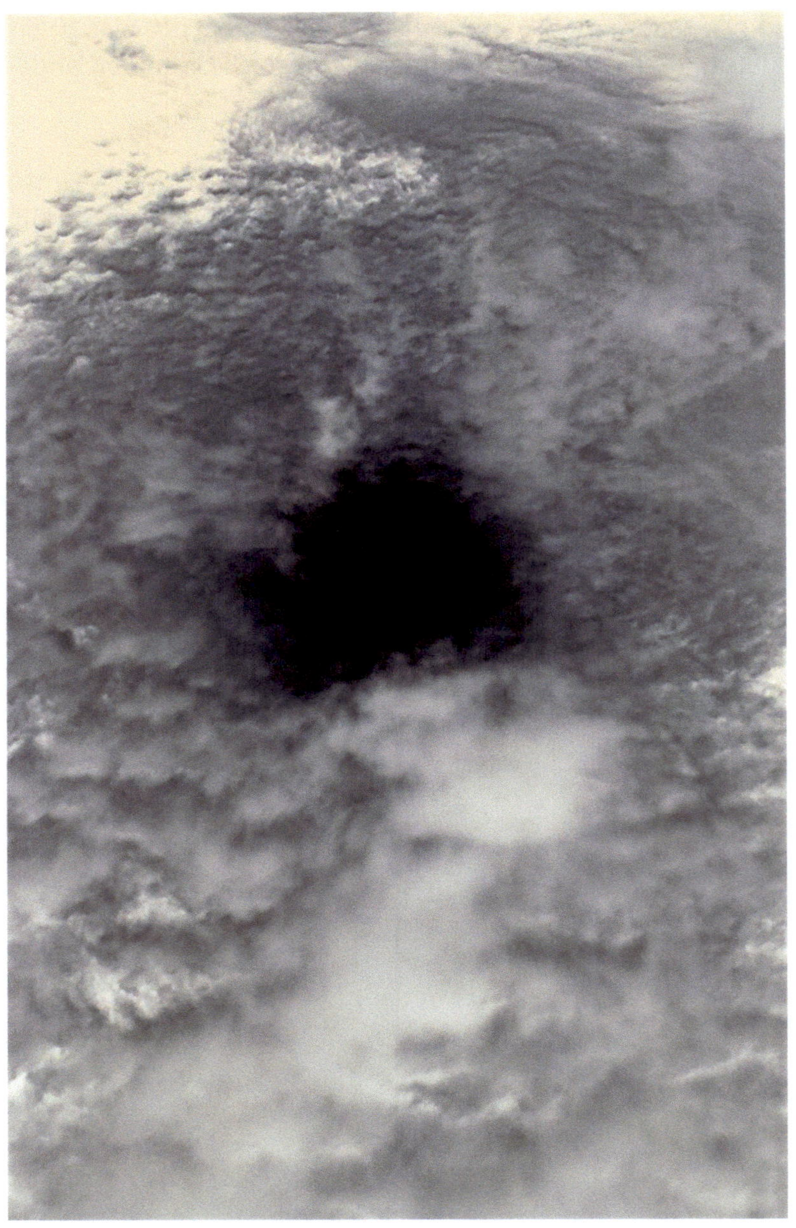

Ulcus cruris

Sag mir, was plagt dich?

Hältst du es nicht mehr aus?
Ich lege meine Hände jetzt
auf deine Wunden auf.
Es tut dir gut, entspannest dich.
Denke daran, ich liebe dich.
Bin da, um dir zu helfen.

Volksmund

Es geht schon an die Substanz
Etwas bricht aus jemandem heraus
Total am Ende sein
Es wird immer auf die gleiche Stelle gehauen
Die Wunden werden immer wieder aufgerissen
In dieser Situation ist eine Heilung nicht möglich

Pathogenese

Bei einem offenen Bein (Ulcus cruris) besteht ein mehr oder weniger großer Hautdefekt, der nicht oder nur sehr schwer heilt. Dieser wird bei venösen Stauungen von einer bräunlichen Färbung des Unterschenkels begleitet.

Ein Ulcus cruris kann als Folge von verschiedenen Krankheiten auftreten. Dazu gehört eine

chronische venöse Bindegewebsschwäche mit Krampfadern,
chronische arterielle Verschlusskrankheit,
diabetische Durchblutungsstörungen,
arterielle Hypertonie,
arteriovenöse Anastomosen (Querverbindung zwischen Arterie und Vene),

entzündliche Veränderung an Venen und Arterien, Aneurysmen (Ausweitung einer Arterie mit nachfolgender Verdünnung der Arterienwand), Hautveränderungen und –defekte und Verletzungen.

Therapie

Es sind überwiegend übergewichtige Personen und Diabetiker betroffen.

Naturheilkundlich müssen verschiedene Maßnahmen umgesetzt werden: Ernährungsumstellung (gleichzeitig zur Gewichtsreduktion), Haut- und Wundpflege und Bewegung.

Die wichtigste Therapie ist eine Behandlung mit Blutegeln zur raschen Verbesserung der Durchblutung.

Vitamine, Enzyme, Spurenelemente und Mineralien unterstützen die Therapie. Ziel ist es, eine Stoffwechselumstellung zu erreichen und ein gesundes und bewussteres Körperempfinden zu entwickeln.

Nur durch die Gesamtheit aller Therapien werden die Beschwerden verbessert.

Psychodynamik

Das Ulcus cruris ist Ausdruck einer jahrzehntelangen Missachtung von Signalen und Symptomen des eigenen Körpers. Zusätzlich findet das oft schwierige Schicksal dieser Menschen hier seinen Ausdruck.

Die Betroffenen sind sehr geduldig und tragen Lasten anderer mit. Niemand hat je auf sie Rücksicht genommen. Ebenso wenig wie sie selbst.

Sie befinden sich häufig in einer Opferrolle. Dadurch sind sie gezwungen, ihr Leid klaglos auf sich zu nehmen und ihre Beschwerden zu ertragen. Jetzt sind sie am Ende. Ihre Schmerzen hindern sie am weiteren „Weglaufen". Sie müssen sich ihren Problemen stellen.

Sie sind nahe am Wasser gebaut. Dies ist ein Ausdruck für ihre Unfähigkeit, ihre Emotionen auszuleben. Sie erleben tiefe Emotionen und können diese nicht nach außen zeigen. Dieser Konflikt und ihre Hilflosigkeit kanalisieren sich in Tränenausbrüchen, die bei der kleinsten Kleinigkeit auftreten.

Ihre eigene Ungeduld und nicht erfüllte Erwartungen führen immer wieder zu Enttäuschungen.

Auch wenn die Betroffenen nach außen hin tapfer und stark erscheinen, so sind sie durch ihr Schicksal tief betroffen und können nicht verstehen, dass gerade sie mit dieser Krankheit geschlagen sind.

Sie haben sich scheinbar in ihr Schicksal gefügt und bemitleiden sich selbst.

Fazit

Sie sollten endlich beginnen, sich mehr auf ihr eigenes Leben zu konzentrieren. Es wird schwer sein, die Enttäuschungen, die Erwartungshaltung gegenüber der Umwelt und den aufgestauten Frust los zu werden. Das ist jedoch die vordringliche Aufgabe, um eine unbeschwerte Freude am Leben zu haben und dieses zu genießen.

Das „Ich“ sollte jetzt an erste Stelle rücken und danach das „Du“. Dieser gesunde Egoismus schützt uns vor Krankheit, Schmerz und Leid. Liebe und Aufmerksamkeit. Achtung und Respekt sich selbst gegenüber sind die Grundlage für ein gesundes und glückliches Leben. Wir müssen uns wichtig nehmen, dann werden wir auch von anderen wichtig genommen.

Würden die Menschheit sich so verhalten, hätten wir wahrlich ein Paradies auf Erden.

Leider sind die betroffenen Personen meist in einem Alter, wo eine Veränderung der eigenen Persönlichkeit nur noch schwer stattfinden kann.

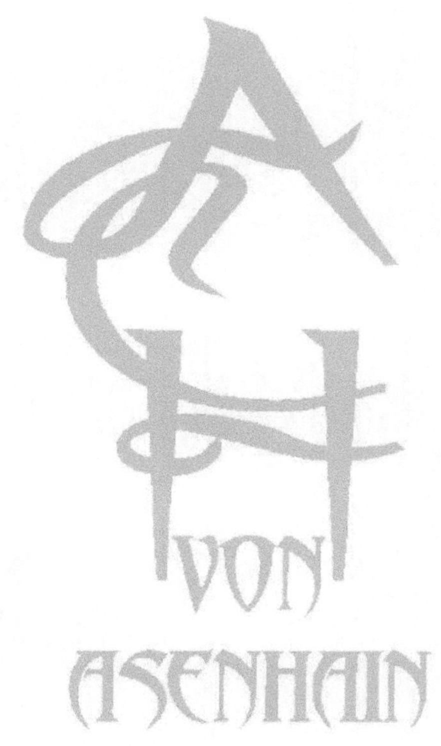
VON
ASENHAIN

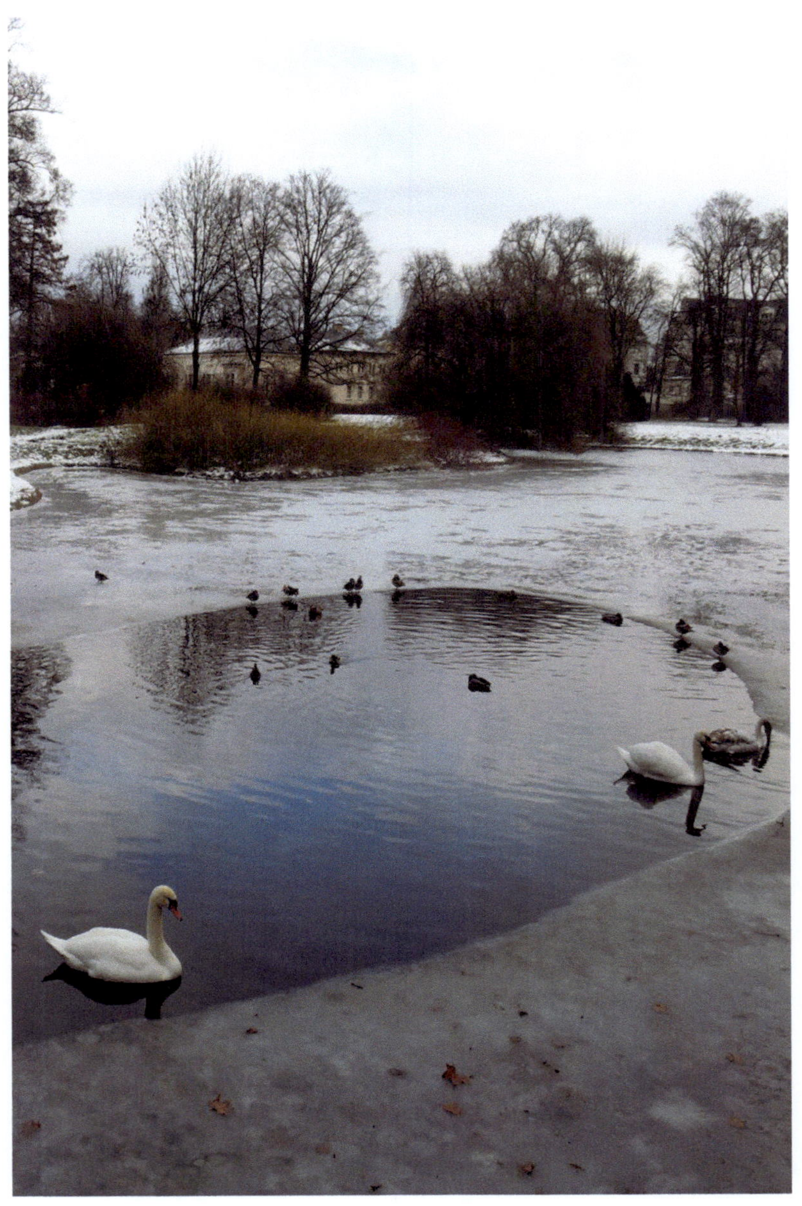

Ödeme

Sag mir, was plagt dich?

Du fühlst dich müde und kaputt.
Nicht nur der Körper ist so schwer.
Die Spannung in dir wächst und wächst.
Fast denkst du schon, es geht nicht mehr.
Denn trotz der Spannung
die du fühlst, fühlst du dich leer.
Nicht nur die Beine sind gewichtig,
die Arme, Kopf und Körper auch.
Den Zustand findest du nicht richtig.
Verändere es, dann ist die Spannung nichtig.

Volksmund

Nichts hergeben wollen
Wie ein Hamster sein
Angst haben, dass man zu kurz kommt
Jemandem den Hahn zudrehen
Die Zügel schleifen lassen
Das Wasser steht jemandem bis zum Hals

Pathogenese

Ödeme sind schmerzlose, nicht gerötete Schwellungen infolge Ansammlung wässriger Flüssigkeit in den Gewebespalten der Haut und der Schleimhäute.

Es gibt verschiedene Erkrankungen, die einer Ödembildung zugrunde liegen können. Dazu zählt eine

- Rechtsherzinsuffizienz,
- Lymph- oder Blutstauung nach einer Thrombose,
- Allergien,
- Nierenerkrankungen,

- Leberzirrhose,
- Entzündungen,
- Kachexie (Abmagerung) oder Hungerzustände,
- prämenstruelle Beschwerden,
- Schwangerschaften,
- Störungen der Gefäßdurchlässigkeit und auch
- Lymphabflussstörungen.

Therapie

Eine Blutegeltherapie ist bei einer Ödembildung immer angebracht, da die Blutegel die Durchblutung verbessern, das Bindegewebe günstig beeinflussen und den Stoffwechsel anregen. Phototherapiepflaster bewirken eine zusätzliche Besserung.

Unterstützende Massnahmen sind Bewegung in der Natur, sportliche Tätigkeiten wie Schwimmen, Wandern, Radfahren. Ernährungsumstellung gehört ebenso dazu wie eine gezielte Venenpflege. Naturheilkundliche Medikamente unterstützen die Bemühungen.

Psychodynamik

Die Personen haben Probleme mit dem „Loslassen". Das bezieht sich auf materielle Güter, Personen, Emotionen, Verpflichtungen usw. Sie fühlen sich für andere verantwortlich. Deshalb tragen sie die Lasten anderer mit und muten sich mehr zu, als sie aushalten können.

Eine genauere Beschreibung der Persönlichkeitsstruktur findet sich bei den jeweiligen zugrunde liegenden Beschwerdebildern und Krankheiten.

Fazit

Diesen Menschen sollte bewusst werden, dass nur sie für ihre eigene Sicherheit und ihr eigenes Wohlbefinden sorgen können. Wenn sie aufhören, sich ständig für andere verantwortlich zu fühlen und für diese etwas durchzusetzen zu wollen, fällt ihre innere Spannung ab. Durch diese Entspannung ist ein „Abfluss“ möglich.

Ihr Motto sollte sein: „Alles ist in Bewegung, es kann kommen und gehen.“ Loslassen, kommen und gehen lassen, ist hier ganz wichtig. Niemand kann etwas mitnehmen. Alles, was wir erwirtschaften und erringen, müssen wir irgendwann einmal auch wieder loslassen. Warum nicht gleich damit beginnen?

Den Betroffenen ist zu empfehlen, konsequenter zu leben und Schwierigkeiten nicht mehr aus dem Weg zu gehen. Sie sollten sozusagen die Zügel für sich straffer ziehen und selbstbestimmter leben.

Dass eine konsequentere Lebensweise zur Gesundung beiträgt, sollte ihnen klar gemacht werden, zumal noch andere gesundheitlichen Probleme im Hintergrund lauern.

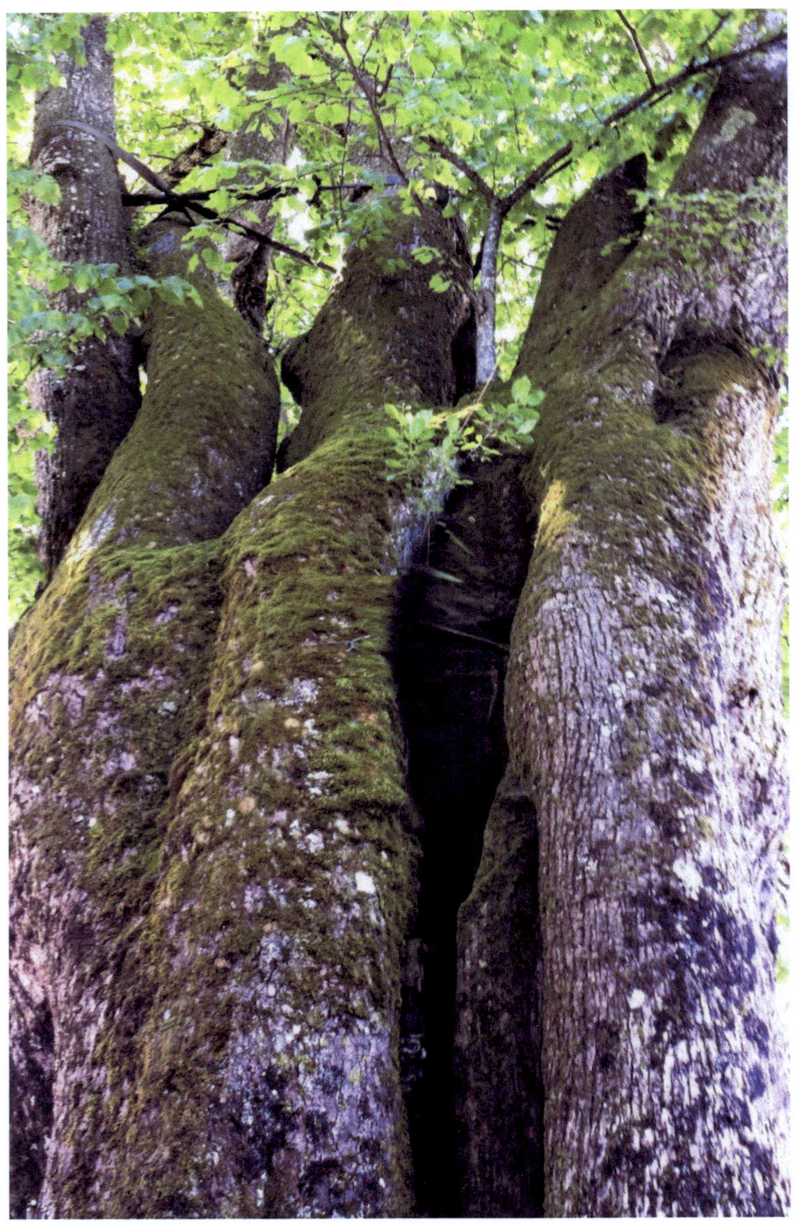

Hormonstörungen

Kimakterium

Sag mir, was plagt dich?

Schon lange spürst du es in dir:
Du bist nicht mehr wie einst.
Mal ist dir kalt, dann wieder heiß,
denkst, dass du jetzt nichts mehr weißt.
Die Hitze steigt dir ins Gesicht,
dein Wissen scheint wie weggewischt.
Du siehst vor lauter Wald
die Bäume nicht mehr wachsen.
Schwankst immer hin und her.
Wie soll das weitergehen?
Gibt's endlich Stillstand oder nicht mehr?

Volksmund

Jemand leidet unter einer fliegende Hitze
Ein ewiges Hin und Her
Vor lauter Wald die Bäume nicht mehr sehen
So langsam trocknet sie aus
Nicht mehr wissen, was man will
Der Saft steigt jemandem zu Kopf
Das geht ziemlich unter die Haut
Vor lauter Wut ganz blass werden

Pathogenese

Der Begriff Wechseljahrbeschwerden (Klimakterium) wird zunächst immer mit der Frau in Verbindung gebracht. Vielen Menschen ist nicht bewusst, dass auch Männer unter Wechseljahrbeschwerden (Klimakterium virile) leiden können.

Klimakterium der Frau

Das Klimakterium der Frau tritt mit dem langsamen Erlöschen der Ovarialfunktion auf. Verursacht wird diese durch Veränderungen im Hormonstoffwechsel. Im Allgemeinen beginnt das Klimakterium zwischen dem 48. und 52. Lebensjahr.

Ein- bis Zweidrittel aller Frauen leiden im Klimakterium unter Beschwerden wie

- Unregelmäßigkeiten im Menstruationszyklus,
- einer zu starken Blutung (Hypermenorrhoe) oder einer zu
- schwachen Blutung (Hypomenorrhoe),
- Schweißausbrüchen und Hitzewallungen,
- Bauch- und Rückenschmerzen,
- Kopfschmerzen,
- depressiven Verstimmungen,
- Verlust der Lebensfreude und Vitalität,
- Libido Verlust (Verlust der sexuellen Lust und des sexuellen Begehrens),
- Abnahme der Leistungsfähigkeit und
- trockener Haut und Schleimhäute.

Diese können so stark auftreten, dass sie behandlungsbedürftig sind.

Klimakterium des Mannes (Klimakterium virile)

Die klimakterische Störung des Mannes wird allgemein nicht besonders und oft nur scherzhaft beachtet oder erwähnt. Doch ebenso zeigt sich beim Mann das Klimakterium mit Libido (Geschlechtstrieb)- und Potenzschwäche, nachlassen der Leistungsfähigkeit, Neigung zu depressiven Verstimmungen, vegetativer Labilität.

Männer leiden darunter nicht weniger als die Frauen.

Beim Mann beginnt das Klimakterium virile allgemein im Alter zwischen dem 45. und 60. Lebensjahr.

Therapie

In der Regel erhalten die Betroffenen von ihrem Frauenarzt oder Hausarzt Hormonpräparate verordnet. Zu Beginn der Wechseljahre ist meist alternativ eine naturheilkundliche Therapie möglich. Später oder bei sehr starken Beschwerden geht dies häufig nur noch begleitend. Mit Abklingen der Beschwerden zum Ende der Wechseljahre hin ist erneut eine reine naturheilkundliche Behandlung möglich.

Diese rein auf das Hormonsystem ausgerichteten therapeutischen Maßnahmen können sinnvoll mit Vitaminen und Mineralstoffen unterstützt werden. Eine Darmsanierung unterstützt den gesamten Stoffwechsel. Die Stoffwechselumstellung führt zu einer Aufhellung des Gemütszustandes. Eine Blutegeltherapie wirkt entlastend, anregend, entgiftend und regulierend.

Bewegung, Hobbys, Beschäftigung mit schönen Dingen, Stressfreiheit sowohl im Beruf als auch im privaten Bereich fördern die Gesundung und stellen das innere Gleichgewicht wieder her. Eine ausgewogene Ernährungsweise wirkt positiv unterstützend.

Psychodynamik

Diese Personen stehen im Allgemeinen mit beiden Beinen im Leben. Sie sind sehr tatkräftig und unternehmerisch. Man kann sich auf sie verlassen und mit ihnen „Pferde“ stehlen. Sie legen Wert auf ein gepflegtes, äußeres Erscheinungsbild.

Allerdings verkraften sie den Schwund der Jugendlichkeit nur schwer und wollen die Veränderung an sich nicht wahrhaben. Mit sechzig Jahren wollen sie noch aussehen wie mit dreißig. Das äußere Erscheinungsbild wird gleichgesetzt mit dem Erhalt der Jugend. Sie haben Angst, dass sie nicht mehr attraktiv genug sind für das andere Geschlecht.

Sie verändern sich mit dem Älterwerden kaum und machen – wenn überhaupt - keinen geistigen Reifeprozess durch. Hier steht das „nicht bewusste“ Akzeptieren der Veränderung und der Alterung im Vordergrund. Dies führt bei viele Frauen in den Wechseljahren zu Depressionen.

Depressionen generell hängen immer mit Lebensängsten zusammen. Mit dem beginnenden Klimakterium treten diese dann verstärkt auf. Die Depression bietet den Betroffenen ein wunderbares Instrument, die Aufmerksamkeit auf sich zu ziehen. Dies würden sie im gesunden Zustand niemals erreichen.

Beim Klimakterium virile treten die gleichen Symptome auf. In der Regel kommen diese jedoch nicht so stark zum Ausdruck wie bei den Frauen. Dies ist bedingt durch eine andere Persönlichkeitsstruktur des Mannes.

Fazit

Mit den Betroffenen müssen intensive Gespräche geführt werden. Sie müssen sich selbst erkennen. Sich bewusst machen, dass sie das Älterwerden und den Reifungsprozess an sich nicht wahrhaben wollen. Sie sollten bewusst daran arbeiten, diese wunderbare Seite an sich zu sehen und – schlussendlich - die positiven Seiten des Älterwerdens anzuerkennen.

Von den gemachten Erfahrungen und dem Wissen kann endlich profitiert werden.

Die Lebensängste müssen genauer analysiert und verdeutlicht werden. Sie lassen sich nicht von jetzt auf nachher beseitigen. Dazu gehören intensive Gespräche und viel Selbstanalyse von Seiten der Betroffenen. Haben sie diese Ängste jedoch endlich überwunden, stellt sich für sie ein ganz neues Lebensgefühl ein.

Eine gewisse Ruhe kehrt ein. Das stetiges Kommen und Gehen lassen ist möglich. Dies führt zu einer deutlichen Entspannung. Die Betroffenen können dann anhalten wenn es gerade sehr schön ist und das Leben genießen. Jetzt können sie Dinge mit Muße zu tun, zu denen sie in früheren Jahren keine Zeit hatten.

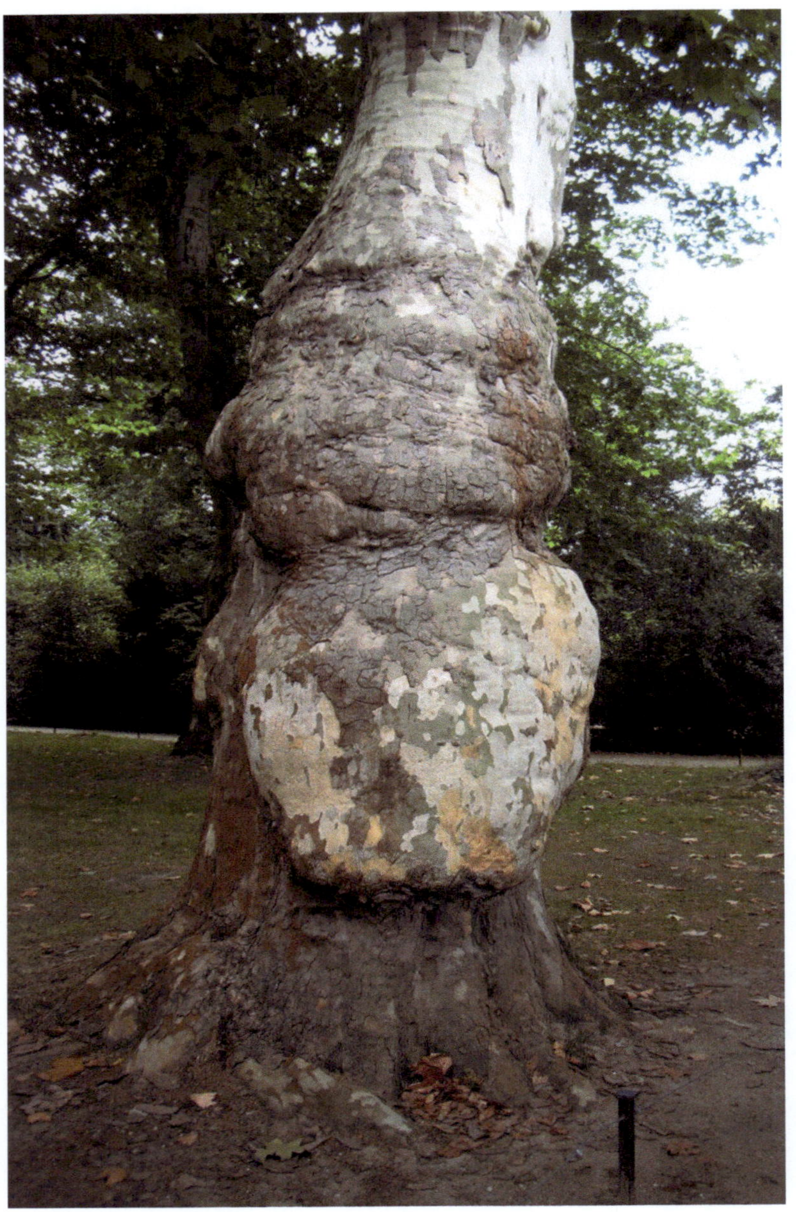

Struma

Sag mir, was plagt dich?

Du kriegst einen Kropf, das sehe ich.
Versuchst zu schlucken, kannst es nicht.
Hast Du ein wachsendes Problem?
Betrifft es dich oder nicht?
Genau kannst du's nicht sagen.
Schluck oder spuck!
Oder willst du 'nen Struma haben?

Volksmund

Einen dicken Hals bekommen
Jemandem bleibt etwas im Hals stecken
An etwas fast ersticken
Etwas nur schwer schlucken können
Immer noch an etwas zu schlucken haben

Pathogenese

Ein Struma ist eine Vergrößerung der Schilddrüse. Eventuell können begleitend Schilddrüsenknoten auftreten.

Die Ursachen sind unterschiedlich und vielschichtig. Am häufigsten ist ein Struma die Folge eines Mangels von Spurenelementen wie Jod, Selen oder Eisen, von Autoimmunthyreopathien und von Medikamenten und Toxinen. Die bei weitem häufigste Form ist das Jodmangelstruma.

Je nach Ursache können Beschwerden auftreten wie

- Tachykardie,
- Störungen des Calciumstoffwechsels bis zu Krämpfen,
- Schweißbildung,

- Unruhezustände,
- Depressionen,
- Konzentrationsstörungen und
- Fahrigkeit.

Therapie

Wenn ein Struma keine lokalen Beschwerden macht, wird es medikamentös behandelt.

Bei einem großen Struma kann allerdings die Luftröhre eingeengt werden. Dann müssen chirurgische Maßnahmen ergriffen werden.

Die Behandlung richtet sich nach der Ursache der Erkrankung. Ein Jodmangelstruma muss mit Jod behandelt werden. Sollte diese nicht ausreichend erfolgreich sein, ist eine zusätzliche Behandlung mit Schilddrüsenhormon (Thyroxin) angebracht.

Naturheilkundlich stehen eine vernünftige und ausgewogene Ernährung und die Regulierung der Darmflora an erster Stelle.

Bewegung und Sport unterstützen die natürlichen Behandlungsmethoden.

Psychodynamik

Trotz eines äußeren ruhigen Eindrucks wirken die Betroffenen bei näherer Betrachtung gehetzt.

Eine leicht depressive oder melancholische Stimmung ist ihnen eigen. Durch die begleitenden Stimmungsschwankungen distanziert sich ihre Umgebung von ihnen. Dies wiederum verschlechtert ihr seelisches Befinden.

Selbst wenn es ihnen schwerfällt wollen sie alles richtig machen. Zur Zufriedenheit ihrer Umgebung und natürlich für sich selbst. Leider gelingt ihnen dies durch ihre Unruhe und Unkonzentriertheit nur schwer. Bei einem Gedanken zu verweilen ist für sie schwierig.

Allgemein sind sie gute Zuhörer, besonders wenn es um die Probleme anderer geht.
Sie nehmen unwichtige Dinge zu wichtig.
Stressige und aufregende Situationen können sie aufgrund ihres phlegmatischen Wesens nicht verändern oder gar vermeiden.

Aufgrund einer gewissen Unsicherheit können sie sich schlecht auf neue und ungewohnte Situationen einstellen.

Fazit

Wichtig für diese Personen ist, dass sie ihr Leben ordnen. Sie müssen sich strukturieren.

Da sie unkonzentriert sind, ist es wichtig, sich den nächsten Tag zu planen. Am besten gelingt ihnen das mit einer Checkliste. Punkt für Punkt sollten sie diese dann abarbeiten. Allerdings sollte so viel Freiraum vorhanden sein, dass auch Zeit für Entspannung bleibt.

Stressabbau und Ruhe sind wichtige Faktoren. Sie müssen mehr Zeit für sich und ihre eigenen Bedürfnisse haben.

Zu empfehlen ist das Führen eines Tagebuches. Durch die Reflexion des vergangenen Tages können Unklarheiten beseitigt werden. Es fallen die Situationen auf, die eine erhöhte Aufmerksamkeit und Konzentration benötigen.

Das Aufschreiben hilft ihnen, zu sich zu kommen und ausgeglichener und selbstsicherer zu werden.

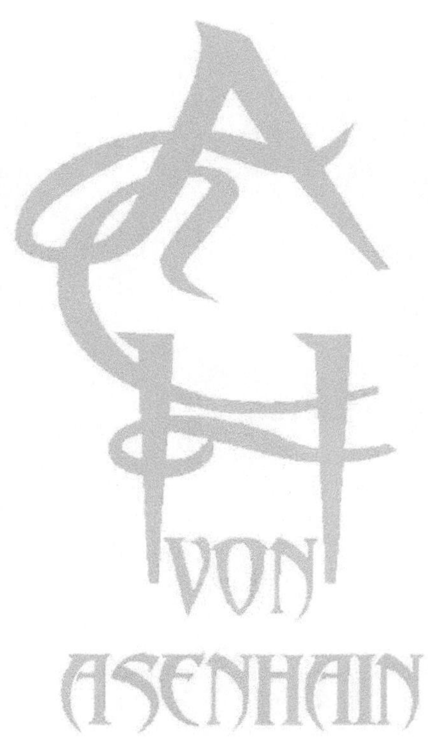
VON
ASENHAIN

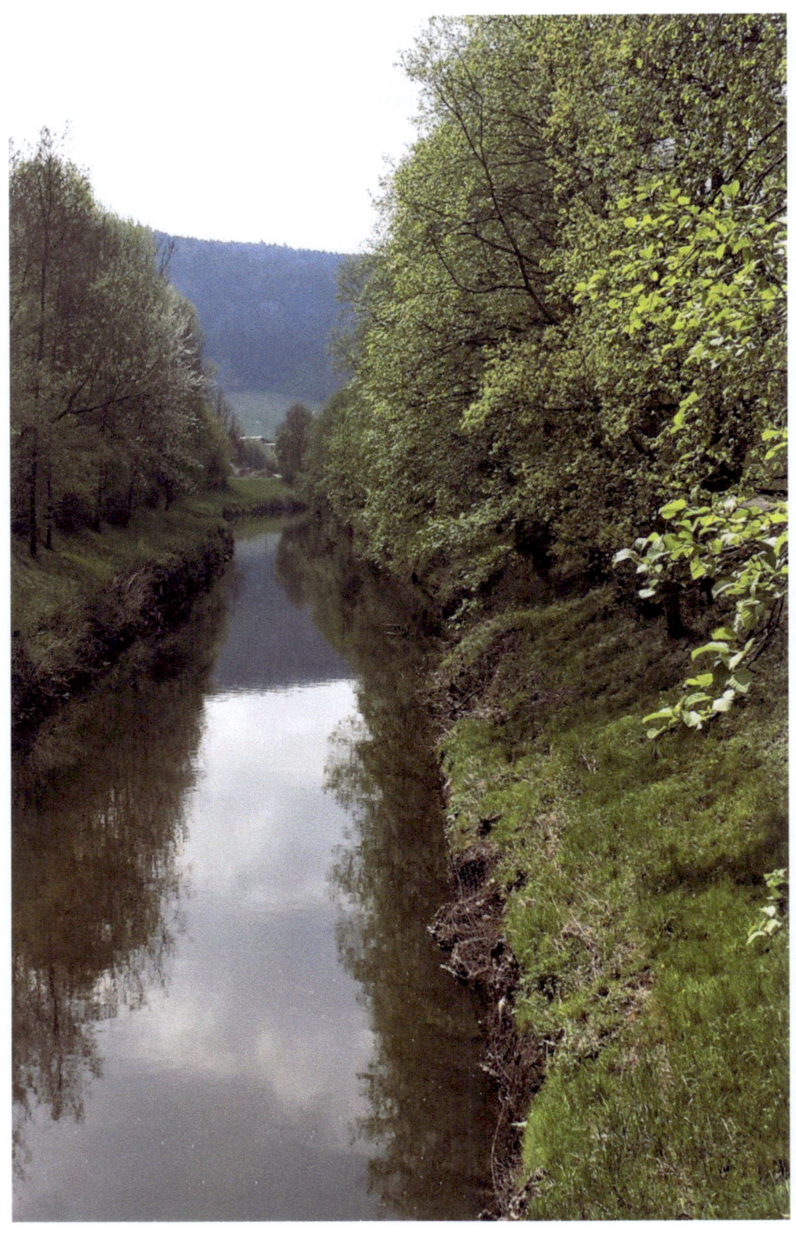

Morbus Hashimoto

Sag mir, was plagt dich?

Du kannst es gar nicht sagen
was sich in dir verändert hat.
Ganz langsam hatte es begonnen,
du hast das Leben ja so satt.
Du kommst auch in die Jahre.
Für dich ist es kein Hochgenuss.
Der Hals wird eng, das Herz wird schwer,
du denkst, es geht nicht mehr.
Wie schaffe ich die Wende?
Alles fängt jetzt auch noch an,
dich überall zu plagen.
Ich mach dem Zustand jetzt ein Ende.

Volksmund

Der Hals fühlt sich wie zugeschnürt an
Das Herz schlägt bis zum Halse
Jemand ist in einem vollkommen verwirrten Zustand
Das hin und her irren muss jetzt ein Ende haben
Vor lauter Angst keinen Ausweg mehr sehen
Es bleibt etwas im Hals stecken
Das kann nicht mehr geschluckt werden

Pathogenese

Der Morbus Hashimoto ist eine Autoimmunerkrankung. Hierbei zerstört das eigene Immunsystem durch eine chronische Entzündung das Schilddrüsengewebe. Die Folge ist eine Schilddrüsenunterfunktion. In den meisten Fällen begleitet von einer Verkleinerung der Schilddrüse (Schilddrüsenatrophie).

Es sind mehr Frauen als Männer von dieser Erkrankung betroffen. Sie ist einer der am häufigsten auftretenden Schilddrüsenerkrankungen überhaupt.

Der Morbus Hashimoto ist nicht heilbar, jedoch gut behandelbar.

Eine Schilddrüsenunterfunktion kann sich durch

- Räuspern,
- Hüsteln,
- einem Kloßgefühl im Hals,
- Erschöpfung,
- Ermüdung,
- niedrige Körpertemperatur,
- erhöhte Kälteempfindlichkeit,
- Ödeme (Schwellung durch Wassereinlagerung),
- phasenweise auftretendes Strangulationsgefühl,
- Antriebslosigkeit,
- depressive Verstimmung,
- Muskelschwäche oder –verhärtung,
- Gelenkbeschwerden,
- Trockenheit der Haut,
- brüchigen Nägeln oder Haare evtl. mit Haarausfall,
- Gewichtszunahme,
- Verdauungsstörungen mit Übelkeit,
- Herzvergrößerung, (Verlangsamung des Herschlags),
- bei Kindern Wachstumsstörungen,
- Zyklusveränderungen der Frau,
- verringerter Libido (Geschlechtstrieb), als auch
- Konzentrations- und Gedächtnisstörungen zeigen.

Je nach Schwere der Erkrankung können sich einzelne Symptome mehr oder weniger stark bemerkbar machen. Durch die Vielzahl der Symptome und dem schleichenden Verlauf ist es schwierig, eine Diagnose zu stellen. Bereits sehr früh kann diese Erkrankung zu einer Beeinträchtigung der Lebensqualität führen.

Therapie

Nach der Diagnosestellung wird ein Präparat mit Schilddrüsenhormon verordnet. Dies führt zu einer Hemmung der eigenen Schilddrüsenfunktion. Dadurch wird der Entzündungsprozess gestoppt. Eine hochdosierte Selentherapie unterstützt diesen Effekt.

Eine Jodbehandlung wie beim Struma führt zu einer Verschlechterung des Befindens und darf deshalb nicht durchgeführt werden.

Zusätzlich sind Veränderungen in der Ernährung notwendig. Vor allem sollte Jodzufuhren vermieden werden.

Die Symptome können begleitend gut mit naturheilkundlichen Mitteln behandelt werden. Speziell gegen die Unruhe sind Sport und die Beschäftigung mit interessanten Themen und Hobbys hilfreich.

Psychodynamik

Alle Eigenschaften, ob positiv oder negativ, treten verstärkt zu Tage. Die Betroffenen müssen mit diesen Extremen leben. Die auftretenden Stimmungsschwankungen sind für sie ein ganz neuer Zustand. Zumal sie vor der Erkrankung relativ ausgeglichen waren.

Durch ihr freundliches und zuvorkommendes Wesen erfreuen sie sich allgemeiner Beliebtheit.

Menschen mit dieser Erkrankung können für sich selbst unverständlich reagieren. Sie können sich selbst nicht verstehen und fühlen sich dadurch orientierungslos. Für ihre Umwelt sind sie sehr verwirrend.

Ihre Selbstsicherheit, die sie bisher immer an den Tag gelegt hatten, ist wie weggeblasen. Diese Unsicherheit verstärkt ein Gefühl des Verlassenseins, der Einsamkeit und des Unverstandenseins.

Durch die Erkrankung ist ihre Empfindsamkeit in allen Bereichen erhöht. Das macht den von Natur aus sehr sensiblen Persönlichkeiten ziemlich zu schaffen.

Da sie es allen und jedem Recht machen wollen, können sie die jetzt häufiger auftretende Kritik nur schwer zulassen und ertragen. Durch ihre vorhandene Rechthaberei fühlen sie sich dann schnell ungerecht behandelt.

Die Welt war für sie bisher in Ordnung. Jetzt stimmt gar nichts mehr. Sie sind in ein Chaos gestürzt. Sie brauchen eine gewisse Zeit, um sich neu zu orientieren und wieder zu sich selbst zurück zu finden.

Fazit

Durch die Erkrankung wird den Betroffenen bewusst, wie abhängig sie von ihrem gesamten sozialen Umfeld sind. Jetzt müssen sie erkennen und lernen, diesen Zustand zu akzeptieren. Bei einer korrekt eingestellten Medikation und einem harmonischen Umfeld fällt ihnen das nicht schwer.

Ihre Persönlichkeit ist nicht mehr so großen emotionalen Schwankungen unterworfen. Ihre gesamte Gefühlswelt beruhigt sich. Das Chaos beruhigt sich zu einer neuen Ordnung.

Die Hilfe und Unterstützung ihrer Lieben ist ihnen normalerweise sicher. Durch die Behandlung kehren sie zu ihrem „gesunden" Zustand und ihrer alten Selbstsicherheit zurück. Allerdings bleibt eine gewisse Unsicherheit bestehen, die sie jedoch im Alltag nicht wahrnehmen. Sie sind voller Energie und Lebensfreude.

Sie sollten ihr Leben möglichst ausgeglichen organisieren.

Für die Betroffenen sind Beschäftigungen wichtig, die sie begeistern und gerne machen.

Möglichst viel mit den geliebten Menschen zu unternehmen hilft ihnen weiter. Allerdings sollten sie ihr Umfeld dabei nicht einschränken und bedrängen. Denn für sich selbst wollten sie das ebenfalls nicht.

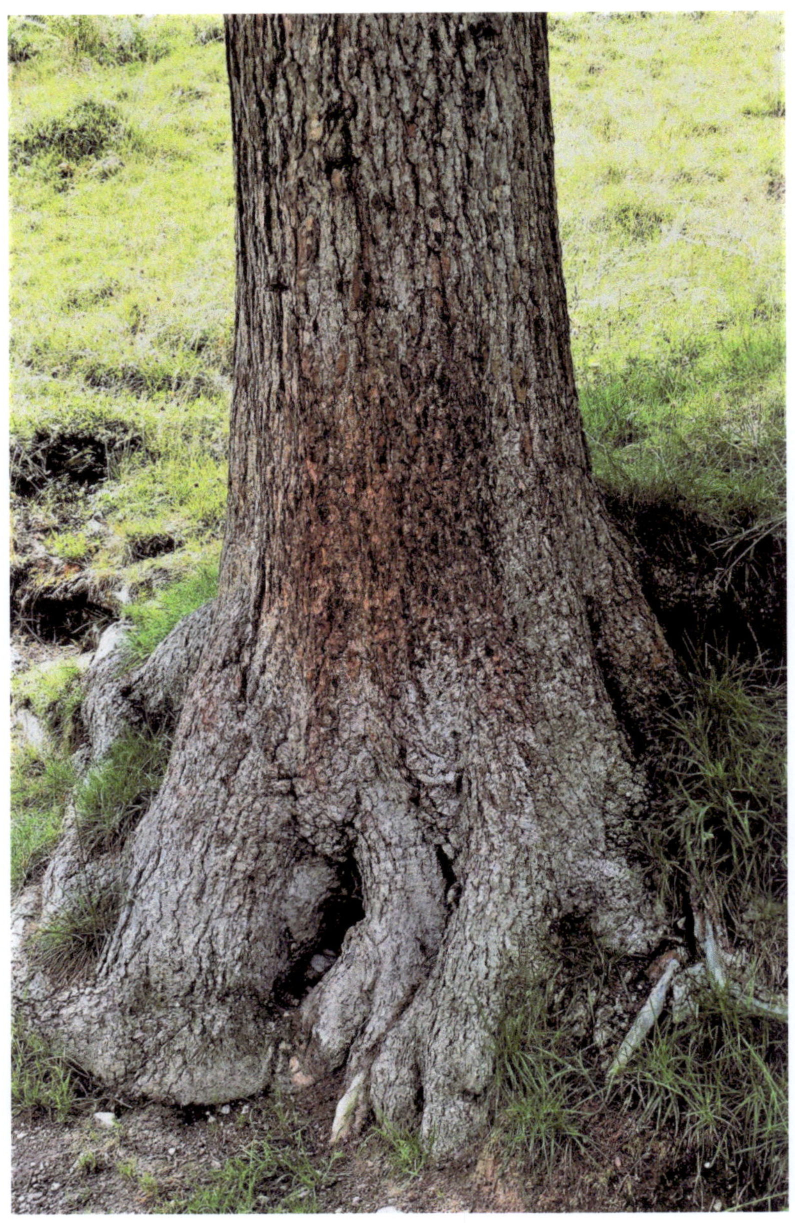

Morbus Addison

Sag mir, was plagt dich?

Warst du im Urlaub?
Ganz braungebrannt bist du.
Doch hinter dieser Bräune -
jetzt sehe ich es erst -
zeigt sich die graue Blässe.
Was ist mir dir, ist es dein Herz?
Du sagst mir nein, es sind die Nieren.
Sie funktionieren nicht mehr richtig.
Gesund zu werden ist dir wichtig.
Die Bräune ist dir ganz egal.

Volksmund

Jemand ist ein richtiger Rechthaber
Das Fett weg haben
Der Partner hat nichts mehr zum Lachen
Vor lauter Wut ganz blass werden

Pathogenese

Die sogenannte Bronzehautkrankheit ist eine lebensbedrohliche Erkrankung der Nebennieren (Funktionsverlust der Nebennierenrinde). Sie tritt sehr selten auf. Ursache ist am häufigsten eine Autoimmunerkrankung.

In der Nebennierenrinde wird unser körpereigenes Cortisol hergestellt. Alle Stoffwechselvorgänge, die Cortisol benötigen, finden nur noch eingeschränkt oder überhaupt nicht mehr statt.

Die Symptome sind vielfältig:

- niedriger Blutdruck,

- Salzhunger,
- Natriummangel,
- Kaliumüberschuss,
- Übersäuerung,
- Schwächegefühl,
- Übelkeit und Erbrechen,
- Gewichtsverlust,
- Unterzuckerung und eine
- Überpigmentierung der Haut.

Diese gab der Erkrankung ihre deutschsprachige Bezeichnung.

Therapie

Die Therapie besteht in einer Gabe von synthetischem Cortisol. Eventuell danach noch bestehende Symptome können begleitend mit naturheilkundlichen Mitteln behandelt werden. Oftmals lehnen die Betroffenen diese zusätzlichen Maßnahmen jedoch ab, da sie wenig zugänglich und offen für Neues und Unbekanntes sind.

Psychodynamik

Die Persönlichkeit der Betroffenen lässt sich am besten als autoritär charakterisieren. Sie stehen mitten im Leben und kämpfen, um ihre Verpflichtungen und Aufgaben zu erfüllen. Die Erwartungen, die an sie gestellt werden, wollen sie so gut wie möglich erfüllen. Dafür geben sie alles.

Für ihre Genauigkeit und Pünktlichkeit sind sie bekannt. Auf sie kann man sich hundertprozentig verlassen. Wenn sie sich überfordert oder überlastet fühlen, ist es ihnen nicht anzumerken. Es könnte bei der Umwelt den Eindruck erwecken, dass sie wie alle Normalsterblichen um sie herum manchmal etwas in ihrer Leistung nachlassen und schwächeln. Das können sie auf gar keinen Fall zulassen.

Sie wollen nicht wahrhaben, dass sie im Gegensatz zu ihrem Außenauftritt sehr empfindlich und empfindsam sind. Dies ist ihnen in keinster Weise bewusst.
Ihre Partner bestimmen im Hintergrund das Geschehen. Sie selbst kämpfen in der Partnerschaft deshalb ständig um die Vorherrschaft. Es entstehen spannungsgeladene Konfliktsituationen, die sie ein Leben lang begleiten.

Menschen, die sie lieben, verteidigen sie bis auf Blut. Das sind die einzigen Personen, die sie wirklich an ihr Innerstes heran lassen.

Fazit

Die Stärkung ihres Selbstbewusstseins ist der wichtigste Aspekt. Dazu benötigen sie einen Therapeuten, zu dem sie absolutes Vertrauen haben.

Eigentlich wollen sie nur eins: Von den Menschen geliebt werden, denen sie ihr ganzes Tun, ihr gesamtes Leben widmen.

Den Schritt zu tun, dem geliebten Menschen nicht nur zu zeigen, dass man ihn liebt, sondern es ihm auch noch zu sagen, fällt ihnen sehr schwer. Doch das ist etwas, dass sollten sie unbedingt üben. Es ist wie Balsam für die Seele des geliebten Menschen.

Die Betroffenen sollten mehr mit den Ihren unternehmen. Sie mehr an ihrem Leben teilhaben lassen. Denn ihre Umwelt, selbst die engsten Mitmenschen in ihrem Zuhause, denken, dass sie alles nur für sich selbst tun. Sie haben keine Chance, die tiefen und echten Emotionen, die Sensibilität und die Empfindsamkeit der Betroffenen wahrzunehmen.

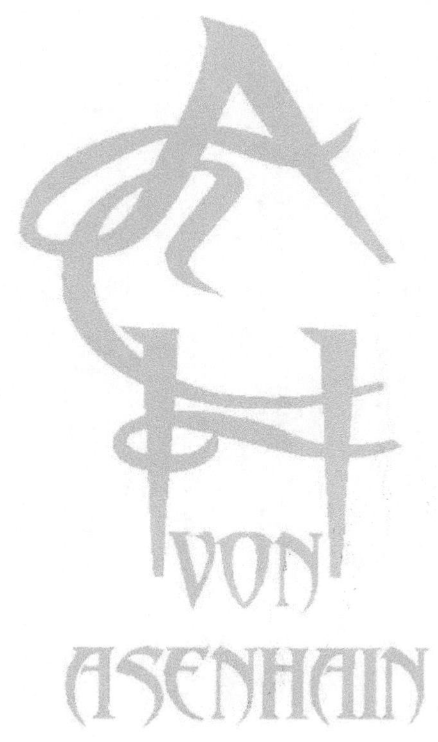
VON
ASENHAIN

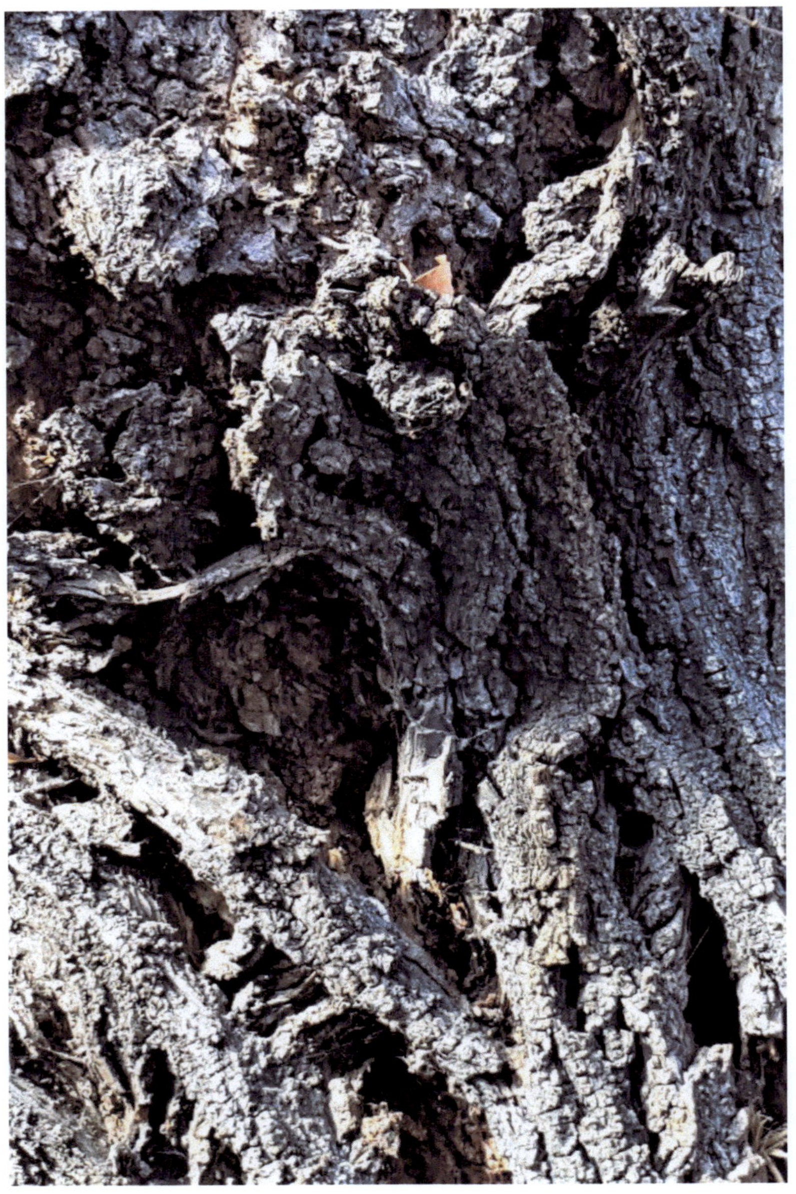

Erkrankungen des Bewegungsapparates

Sag mir, was plagt dich?

Jeder Knochen tut dir weh.
Du kannst dich auch nicht mehr bewegen.
Andere bedienen – das geht nicht mehr.
Jetzt zwingst du sie, an dir zu tun
was du getan an ihnen.
Es ist jedoch nicht „freiwillig“ zu lieben.

Volksmund

Jemand spürt jeden Knochen im Leib
Steif wie ein Brett sein
Blei in den Knochen haben
Sich wie durch den Fleischwolf gedreht fühlen

Erkrankung des Bewegungsapparates ist ein Oberbegriff für eine Vielzahl verschiedener Erkrankungen des gesamten Skelettsystems.
Sie manifestieren sich alle an Knochen, Gelenke, Bändern, Sehnen, Faszien und Muskulatur. Bei einigen Erkrankungen kann es zu einer Beteiligung des Bindegewebes und der innerer Organe wie Herz, Gefäße, Lunge, Leber, Darm oder Zentralnervensystem kommen.

Sie äußern sich in Form von Schmerzen, Bewegungs- bzw. Funktionseinschränkungen, Steifigkeit und Deformierungen.

Gelenkbeschwerden

Sag mir, was plagt dich?

Mit großer Mühe und auch Not
kommst du des morgens aus dem Bett.
Der Tag beginnt, es graut dir schon,
dich zu bewegen ist nicht nett.
Es knackt und knirschen die Gelenke,
der Rücken ist ganz krumm und steif.
Du fühlst dich alt und überreif.
So mühevoll willst du nicht leben.
machst Du nun endlich was dagegen?

Volksmund

Etwas war eine ungelenke Handlung
Jemand erstarrt und versteift langsam
Sich an etwas aufreiben
Handlungs- bzw. bewegungsunfähig sein
Nicht mehr voran kommen
Alles gerät ins Stocken
Die Knochen fangen an zu klappern
Zur Unbeweglichkeit verdammt sein
Zu keiner Bewegung mehr fähig sein
Am Stock gehen

Pathogenese

Gelenkbeschwerden bzw. –erkrankungen können an jedem Gelenk auftreten: an Finger- und Fußgelenken, Ellenbogen und Schulter, Knie- und Hüftgelenken, allen Gelenken der Wirbelsäule und Kiefergelenken.

Degenerative Erkrankungen (Verschleißerkrankungen) entstehen, wenn ein Missverhältnis zwischen Beanspruchung

auf der einen Seite und Muskelkraft und Leistungsfähigkeit der einzelnen Gelenkanteile und –gewebe auf der anderen Seite vorhanden ist.
Der Gelenkschmerz kann intervallartig auftreten.

Zu Beginn zeigen sich oft uncharakteristisch Beschwerden wie:

- Wetterfühligkeit und Gangunsicherheit.

Später gefolgt von

- Anlauf- und Belastungsschmerz, besonders bergabwärts (Wandern),
- Spannungsgefühl und Steifigkeit in den betroffenen Gelenken,
- Gelenkgeräuschen,
- Gelenkinstabilität,
- Muskelrückbildungen,
- Muskelverspannungen,
- Gelenkspaltverschmälerungen,
- Schwellungen und Fehlstellungen.

Bei fortgeschrittener Arthrose entsteht häufig ein Dauer- und Nachtschmerz.

Die Gelenkerkrankungen und Abnutzungserscheinungen sind einerseits altersbedingt oder durch Überlastung und Überbeanspruchung der Gelenke bzw. Unfälle entstanden. Andererseits können sie die Folge chronischer Krankheiten wie

- Diabetes,
- Schuppenflechte,
- immer wiederkehrenden Entzündungen oder
- Fehlernährung,
- Missbrauch von Medikamenten,

- Alkohol,
- Zigaretten und
- Lifestyle-Drogen und
- Leistungssport sein.

Therapie

Eine Blutegeltherapie wirkt sowohl entspannend, gegen Entzündungen, entgiftend und stoffwechselanregend als auch schmerzstillend. Die Durchblutung wird insgesamt deutlich verbessert.

Einen sehr guten schmerzstillenden Effekt erzielen Phototherapiepflaster. Nach der ersten Blutegeltherapie angewendet, kommt es zu sehr guten Ergebnissen.

Der Therapeut muss mit den betroffenen Personen über die Ernährung sprechen. Die Ernährung beeinflusst den gesamten Körper und ist damit der Ausgangpunkt für verschiedenste Erkrankungen.

Unterstützend kann zusätzlich mit Bewegung, besonders an der frischen Luft, Sport, Fitness und Gymnastik, Bäder, Massagen und Krankengymnastik eingewirkt werden.

Mit pflanzlichen Arzneimitteln, Vitaminen, Mineralstoffen und Spurenelementen, Homöopathie, Enzymen und anderen naturheilkundlichen Produkten kann der Heilungsprozess zusätzlich gefördert werden.

Bei stärkeren Beschwerden werden die Betroffenen häufig vom Arzt mit konventionellen Schmerzmitteln versorgt. Sind diese durch begleitende alternativen Behandlungen nicht mehr notwendig, ist bereits ein großer Schritt getan.

Wird die Therapie konsequent und über längere Zeit durchgeführt, können sich die Beschwerden insgesamt deutlich bessern.

Psychodynamik

Die betroffenen Personen sind immer für andere da. Sie sind mitfühlend und hilfsbereit bis zur Selbstaufgabe.

Sie opfern sich im wahrsten Sinne für eine gute Beziehung auf. So lange ihre Gefühle erwidert werden, führen sie ihrer Meinung nach eine gute Beziehung, egal wie sich diese für ihren Partner gestaltet. Trotz ihrer Beschwerden sind sie glücklich.

Durch ihr freundliches und entgegenkommendes Wesen gelingt es ihnen, Verantwortung für ihre Mitmenschen zu übernehmen. Unbewusst jedoch bevormunden sie damit ihr Umfeld. Diesem wird das ebenfalls nicht bewusst. Dadurch kommt es zu keinen Konflikten mit ihrer Umgebung. Sie meinen es wirklich und ehrlich gut mit ihrem Partner und ihren Mitmenschen.

Ihre Hilfe und Unterstützung ist jedoch wissentlich nicht ganz selbstlos. Sie erwarten, dass sie dafür etwas zurückbekommen. Dieses etwas kann Liebe, Vertrauen, Verlässlichkeit usw. sein.

Bemerkenswert ist auch ihr Hang, sich mitzuteilen. Sie sind redselig und verständnisvoll. Sie werden als „Allesversteher" und Helfer gesehen. Deshalb wird ihre Hilfe gern in Anspruch genommen.

Sie sind überzeugt, dass sie ihr Leben im Griff haben. Wenn etwas nicht so läuft, wie sie es gern gehabt hätten, sind sie enttäuscht. Da sie die Schuld nicht bei sich suchen, kommen sie relativ rasch über die Enttäuschung hinweg und kehren zu ihrem vertrauten Alltag zurück.

In ihrem Innersten sind sie unbeweglich und nicht anpassungsfähig.
Mit immer stärker auftretenden Beschwerden werden sie gezwungen, ihre Rolle gegenüber der Umwelt zu verändern. Sie müssen die Verantwortung abgeben. Jetzt sind sie in der schwächeren Position und auf die Unterstützung und Zuwendung ihrer Umwelt angewiesen.

Durch ihre grundsätzlich hilfsbereite Art möchte sie niemand verletzen. Ihr Umfeld hat gar keine Chance, nein zu sagen. Im Prinzip erzwingen sie in dieser Situation die Fürsorge und Aufmerksamkeit, die sie benötigen.

Werden sie abgewiesen, kommen sie damit nicht zurecht und werden zeitweise depressiv, unausstehlich und sind total gefrustet.

Kommt man ihnen freundlich entgegen, sind sie nach außen hin dankbar. Im Inneren sehen sie es jedoch als selbstverständlich an, da sie für ihre frühere Unterstützung jetzt eine Gegenleistung erwarten.

Da sie ein offenes und entgegenkommendes Wesen haben, können sie rasch Freundschaften schließen. Das wiederum versöhnt sie mit ihrem Schicksal.

Fazit

Nur durch einen großen Leidendruck sind sie in der Lage, sich zu verändern. Das fällt ihnen schwer, da sie überzeugt sind, alles richtig gemacht zu haben.

Leichte sportliche Tätigkeit und ein sinnvolles Trainingsprogramm lenkt sie von ihrem Frust ab. Sie stellen fest, dass es gut ist, mal etwas für sich zu tun und nicht immer für die anderen.

Sie sind ungehalten und ungeduldig mit sich und den anderen. Vor allem wenn es ihrer Meinung nach nicht schnell genug zu einer Besserung kommt.

Die Betroffenen sollten mal zur Ruhe kommen. Ein Rückblick auf das vergangene Leben ist sinnvoll. Alle positiven und negativen Situationen und Reaktionen sollten aufgeschrieben werden. Das bringt ihnen Einsichten, an welchen Wendepunkten in ihrem Leben sie anders hätten handeln sollen.

Sich objektiv zu sehen, die eigenen Schwächen und Fehler zu erkennen, ist für die Betroffenen ein großer Schritt. Nur so können sie sich aus ihren starren Ansichten und ihrem unbeweglichen Innenleben befreien.

In diesem Prozess wird ihnen klar, ob und wie stark sie sich in das Leben anderer Menschen eingemischt haben. Dass sie in vielen Situationen für diese Konflikte und Probleme geklärt hat. Ohne dass diese Situationen etwas mit ihnen zu tun hatten. Die Lösungen haben sie nach ihrer eigenen Sichtweise erzielt.

Die Frage, ob dies die Ansicht der anderen war, haben sie sich nie gestellt. Ihnen muss klar werden, dass sie kein Recht haben, sich in das Leben anderer Menschen einzumischen und für sie Entscheidungen zu treffen.

Nett und freundlich zu sein bedeutet nicht, dass man das Schicksal der von uns geliebten Menschen mitträgt. Ihnen jedoch Unterstützung und Hilfe anzubieten, ist in Ordnung. Jedoch ohne dafür etwas zu erwarten. Und ohne beleidigt zu sein, wenn die Hilfe nicht angenommen wird.

Für ihre Mitmenschen ist es ausreichend, wenn sie sie bei der eigenen Entscheidungsfindung unterstützen. Diese Art Hilfe wird meistens gerne angenommen.

Respektieren und akzeptieren lernen, dass der von uns geliebte Mensch eine Entscheidung trifft, die wir nicht für gut heißen wollen oder können, das ist die große Aufgabe.

Viele schreien innerlich: „Gib es mir, ich nehme dir die Lasten ab". Das Tragen fremder Lasten führt zu einer Überlastung auf psychischer Ebene. Und diese drückt sich in einem Überlastungsproblem auf Gelenkebene aus. Letztendlich kann es zu einem kompletten körperlichen Zusammenbruch kommen.

Erst durch die Erkrankung wird den Betroffenen bewusst, dass sie sich übernommen haben.

Es ist ganz wichtig für sie, Abstand und Distanz zu bekommen. Sich der eigenen Grenzen bewusst zu werden, damit die „Gelenke“ entlastet werden, zu entspannen und zu sich zu kommen.

Die Betroffenen merken dann früh, dass es ihnen gut tut, sich mal nur um sich und ihre eigenen Belange zu kümmern. Dieser Lernprozess erfordert jedoch einiges an Zeit, Willen und Anstrengungen.

Geht es ihnen besser, fallen sie gerne in ihr altes Verhaltensmuster zurück. Sie müssen sich das immer wieder bewusst machen und ihre neuen Verhaltensweisen anwenden und festigen. Das erfordert ein ständiges „Drandenken“, häufige Übung und viel Konzentration.

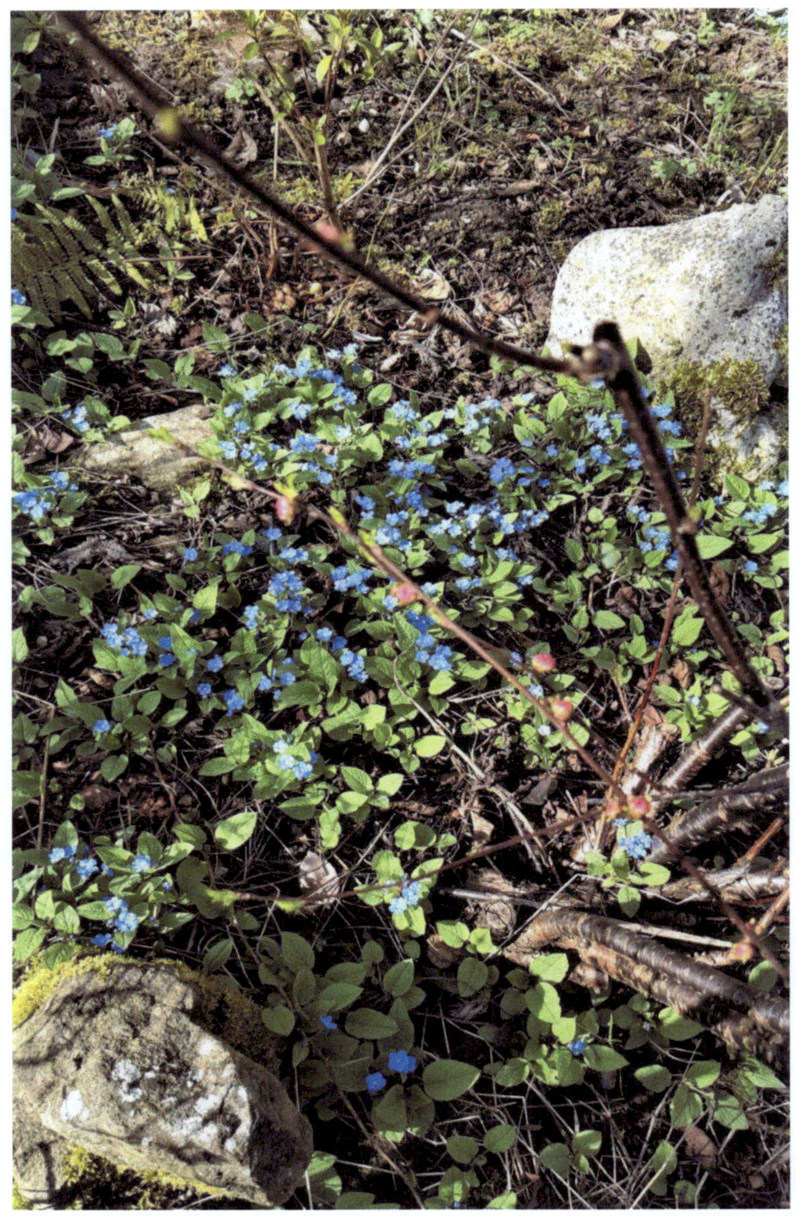

Armbeschwerden

Sag mir, was plagt dich?

Dein linker Arm, der ist ganz lahm.
Hast dein Gefühl nicht mehr im Griff:
Lebst lauter Emotionen.
Du wirst gebraucht, wirst ausgenutzt
und kannst dich nicht erwehren.
Hier gibt es kein Erbarmen.
So muss dein Arm erlahmen.
Jetzt ist's der rechte Arm, der schmerzt.
Es ist die rechte Hand am Arm
mit der du nicht mehr handeln kannst.
Denk nach:
Du brauchst auch nicht zu handeln.

Volksmund

Eine Situation nicht loslassen wollen
Jemand handelt nicht richtig
Jemand handelt rein gefühlsmäßig
Sich nicht mehr durchboxen können
Handlungsunfähig sein oder werden
Sich die Arme für etwas ausreißen lassen
Etwas falsch anfassen
Etwas nicht mehr im Griff haben
Jemanden den kleinen Finger reichen und derjenige nimmt die ganze Hand

Pathogenese

Beschwerden an den Armen bzw. Händen können vielfältiger Natur sein. Am häufigsten treten Verletzungen (Stürze, Prellungen, Stauchungen, Brüche) und Überanstrengungen oder Überlastungen der Sehnenscheiden (Sehnenscheidenentzündung), oder Sehnenansätze (z.B. Tennis- oder Golfer Arme) auf.

Behandlungen an den Armen und Händen sind langwierig, weil diesen die nötige Ruhe fehlt und sie ständig in Bewegung sind und genutzt werden.

Therapie

Die Akutversorgung steht bei Verletzungen an erster Stelle. Eine konsequente Schmerztherapie kann konventionell mit Schmerztabletten oder alternativ mit Phototherapiepflaster erfolgen. Bei Überanstrengungen oder Überlastungen ist eine vorübergehende Entlastung des Arms hilfreich. Sollte dies nicht gewährleistet sein empfiehlt sich eine Fixierung.

Große Erfolge werden mit der Blutegeltherapie erzielt. Diese helfen sehr wirkungsvoll auf allen Gebieten, an denen Knochen, Bänder, Muskulatur beteiligt sind und aufgrund einer Verletzung die Durchblutung gestört ist.

Psychodynamik

Die Erkrankten möchten für ihre Mitmenschen da sein und etwas für sie tun (handeln). Unbewusst versuchen sie dadurch, ihr Umfeld von sich abhängig zu machen. Ihre Umgebung lässt dieses Handeln nur allzu gerne zu. Teils aus Bequemlichkeit und teils, um den Handelnden nicht vor den Kopf zu stoßen und zu verletzen. Der Handelnde wiederum fühlt sich dadurch in seinem Tun bestärkt. Er fühlt sich großartig und geliebt.

Die Beschwerden weisen immer auf ein emotionales Problem hin. Es zeigen sich ganz deutliche Handlungs- bzw. Handhabungsfehler. Dessen sind sich die Betroffenen jedoch nicht bewusst. Entweder sie handeln rein emotional oder gänzlich rational. Um welches emotionale Problem es sich handelt, ist individuell verschieden.

Linksseitig auftretende Symptome bedeuten, einen seelischen und emotionalen Konflikt zu haben. Es bestehen widersprüchliche Gefühle. Diese können nicht „unter einen Hut“ gebracht werden. Die Betroffenen werden handlungsunfähig.

Ein rechtsseitiges Beschwerdebild weist darauf hin, dass dem rationalen Handeln der Betroffenen ihre Gefühle in die Quere kommen. Sie zeichnen einen „Vernunftmenschen“ aus, der gern seine Emotionen unterdrückt und sich nicht mit seinen Gefühlen auseinandersetzen will.

Werden die Betroffenen um einen Gefallen gebeten, sagen sie freudig zu. Dann jedoch kann etwas Zeit ins Land gehen, ehe sie wirklich aktiv werden und handeln. Die Erkrankten selbst meinen dennoch, dass nichts ohne sie geht. Das bestärkt sie in dem Gefühl ihrer eigenen Wichtigkeit.

Sie haben ihr ganz eigenes Verständnis für ein richtiges oder falsches Handeln.

Fazit

Sich einzugestehen, dass sie selbst die Verursacher ihrer Beschwerden sind, fällt natürlicherweise den Betroffenen sehr schwer.

Sie müssen herausfinden, was sie nicht richtig behandeln bzw. handhaben. Es muss ihnen klar werden, dass sie ihr Verhalten in vielen Situationen verändern sollten. Vor allem sollten sie nicht mehr für Andere handeln. Die Probleme der Mitmenschen müssen bei diesen bleiben. Nur so ist eine Besserung der Beschwerden möglich. Das zu erreichen erfordert jedoch einen längeren Lernprozess und viel Übung.

Betroffene mit rechtsseitigen Beschwerden müssen in sich gehen und erkunden, was „ihr Herz ihnen sagt". Gefühle zuzulassen und diese in ihre Entscheidungen mit einzubinden ist ein wesentlicher Schritt in Richtung Gesundheit.

Bei linksseitigem Beschwerdebild sollte das emotionale Verhältnis zu den Partnern und ihrer Umwelt überdacht werden. Dort gibt es so manches zu klären.

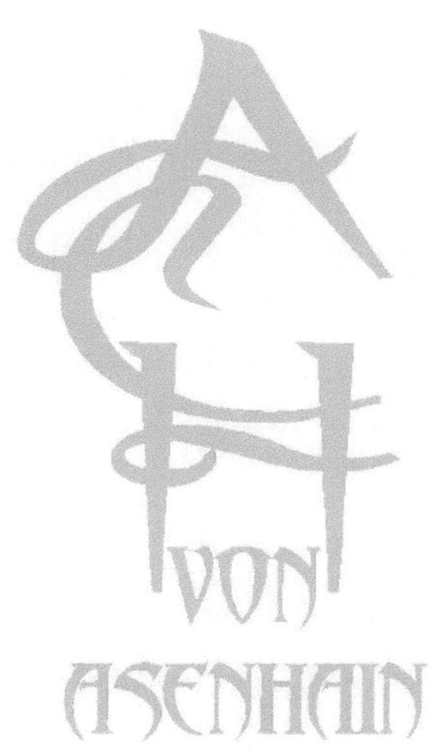
VON
ASENHAIN

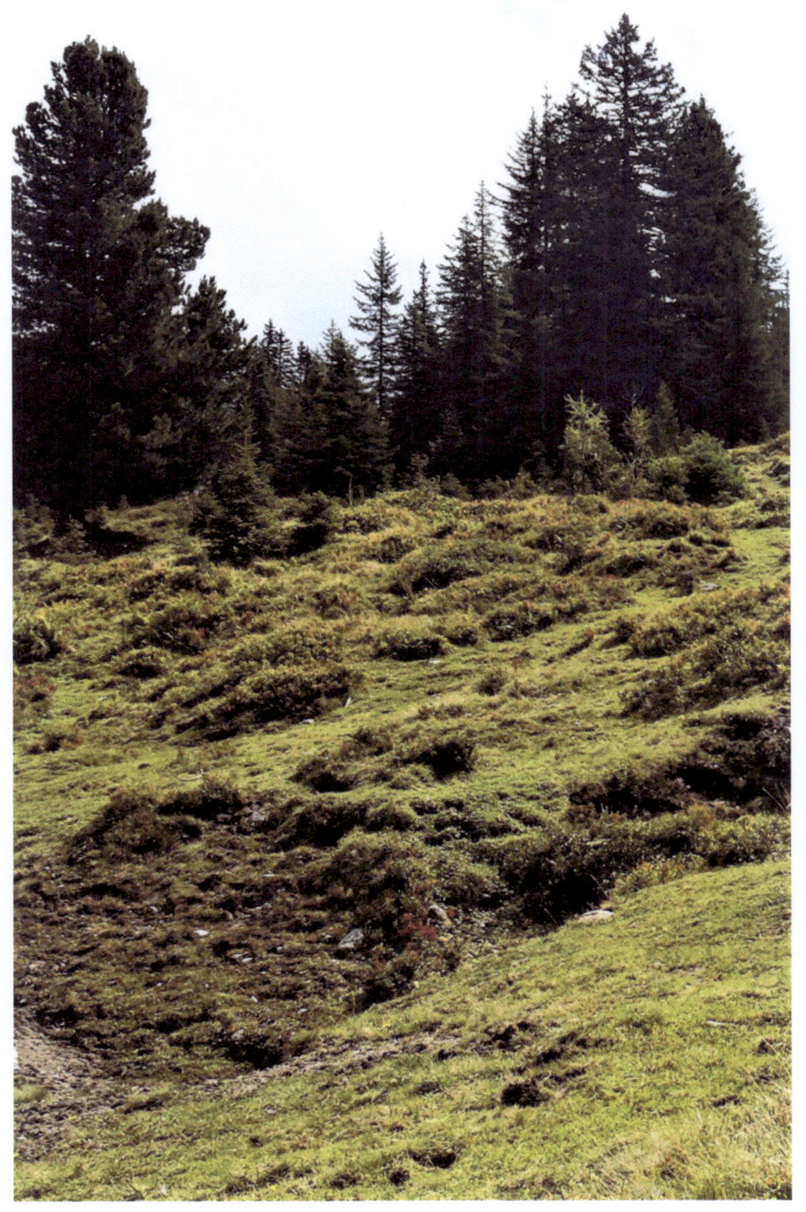

Beinbeschwerden

Sag mir, was plagt dich?

Willst du laufen von dir fort,
trittst schon lange auf einem Ort.
Die Beine tragen dich nicht mehr.
Fühlst dich abgeschlagen, müde und schwer.
Jetzt fangen auch noch die Sorgen an
dich zu belasten und zu quälen.
Setzt dich mit ihnen auseinander.
Lös das Problem, lauf nicht davon
und denke:
Ich brauche mich nicht zu belasten.

Volksmund

Vor einem Problem davon laufen wollen
Die Beine tragen jemanden nicht mehr
Auf der Stelle treten
In die Knie gehen
Keinen Schritt mehr gehen können
Wie festgewurzelt stehen bleiben
Vom Schicksal ein Bein gestellt bekommen
Jemand macht einen Fehltritt
In ein Fettnäpfen treten
Sich nicht mehr vom Fleck bewegen können

Pathogenese

Die Beschwerden der Beine sind genauso vielfältig wie die der Arme. Sie entstehen als Folge von

- Verletzungen (Sturz, Prellung, Stauchung, Knochenbrüche),
- statischen Ungleichgewichten,
- Überlastungen bzw. Überanstrengungen,

- Deformierungen (erworben oder angeboren),
- Venenleiden und Durchblutungsstörungen,
- Lähmung und
- Stoffwechselerkrankungen.

Am häufigsten entstehen Beinbeschwerden durch Abnutzungserscheinungen (Arthrose) und rheumatischer Erkrankung.

Die häufigste Verletzung im Bereich der Beine ist die Verstauchung (Distorsion) der Sprunggelenke, oftmals durch einen Fehltritt verursacht. Es entstehen Fasereinrisse am Bänderapparat. Begleitet wird die Verstauchung von einem Belastungs- bzw. Bewegungsschmerz, Schwellungen, Funktionseinschränkungen und einem Bluterguss.

Ein Muskelfaserriss entsteht durch eine Muskelverletzung mit Fasereinrissen, die bei einer unzureichenden Aufwärmung der Muskulatur beim Sport oder anderen körperlichen Belastungen auftritt. Der auftretende schlagartig einsetzende stechende Schmerz verhindert eine weitere Bewegung. Es entsteht ein Druck-, Dehn- und Anspannungsschmerz, gefolgt von einem Bluterguss.

Therapie

Je nach Entstehung der Beschwerden sind die therapeutischen Maßnahmen unterschiedlich gelagert. Ganz allgemein lässt sich sagen, dass häufig mit Krankengymnastik und Muskelaufbautraining gearbeitet wird. Das bedeutet viel „Beinarbeit“ von Seiten der Betroffenen. Diese sind dabei auf die Unterstützung und Hilfe ihres Umfeldes angewiesen.

Von innen her kann der Heilungsprozess mit naturheilkundlichen Mitteln gefördert werden. Blutegeltherapie und Phototherapiepflaster kommen ebenfalls sehr häufig zum Einsatz.
Auch hier ist die Blutegeltherapie eine gute und schnelle Behandlungsmethode, zur Schmerzfreiheit zu gelangen.

Psychodynamik

Menschen mit Beschwerden der Beine sind von Natur aus körperlich und geistig ruhelos und ständig in Bewegung. Sie leiden sehr oft unter dieser geistigen Ruhelosigkeit und dadurch folgenden Unkonzentriertheit, wodurch es auch zu Unfällen kommen kann. Diese täuscht jedoch über ihre zugrunde liegende innere Unbeweglichkeit hinweg.

Die Beschwerden zwingen den Betroffenen, einmal inne zu halten, seine eigene Situation zu überdenken. Jetzt fällt ihnen auf, dass sie mit allem und jedem Geduld haben, jedoch nicht mit sich selbst und schon gar nicht mit ihren eigenen Beschwerden.

Der erste Reflex des Menschen auf eine für ihn gefährliche Situation ist, je nach Persönlichkeit, stehenbleiben und sich der Gefahr stellen oder einfach davonlaufen. Menschen mit Beinbeschwerden laufen gerne vor Konfliktsituationen und Problemen davon.

Durch die Gehbehinderung geht das nicht mehr. Dadurch haben die Betroffenen ein echtes Weglaufproblem bekommen. Sie treten auf der Stelle. Ihr Körper macht darauf aufmerksam, dass eine Auseinandersetzung mit sich selbst dringend notwendig ist.

Menschen mit einer dauerhaften Bewegungseinschränkung neigen dazu, ihre Partner zu tyrannisieren. Durch das Mitgefühl ihrer Umwelt und deren Verantwortungsgefühl verpflichten sie diese in ihre Dienste. Dies kann auf eine sehr liebenswerte Art geschehen, so dass das gar nicht weiter auffällt und die Umwelt gerne den Betroffenen ihre Aufmerksamkeit schenkt.

Da sie es nicht gewohnt sind, in der Bewegung eingeschränkt zu sein, sind sie oft unausgeglichen und ungeduldig gegenüber ihren Helfen.

Fazit

Die Gehbehinderung weist darauf hin, dass die Betroffenen emotional einen Schritt vorwärts gehen müssen, um dann erneut frei gehen zu können. Sie müssen herausfinden, vor was sie weglaufen. Was haben sie sich aufgebürdet oder wollen es nicht bearbeiten?

Nur durch die Bewusstwerdung der eigenen Empfindungen und dem daraus resultierenden Verhalten, können die Betroffenen sich und ihre Beschwerden akzeptieren. Nur so kommt es zu einer Veränderung, die den Heilungsprozess in Gang setzt.

Hier gilt ebenfalls, dass linksseitige Beschwerden auf eine emotionale Konfliktsituation hinweisen. Man möchte am liebsten vor den Emotionen davonlaufen. Nichts verändern im Gefühlbereich.

Beschwerden, die rechtsseitig auftreten, weisen hingegen auf einen Konflikt zwischen Gefühlen und Verstand. Die Betroffenen meinen, ihre Emotionen voll im Griff zu haben. Sie wollen Gefühle nicht zulassen, sondern die Vernunft vorherrschen lassen.

Das ist jedoch ein Trugschluss. Wir sind eine Einheit von Körper – Seele – Geist. Und nur mit der Akzeptanz dieser Einheit können wir ein gesundes und glückliches Leben führen.

Deshalb ist es wichtig für gehbehinderte Personen, sich Klarheit über die eigenen Emotionen zu verschaffen. In der Folge sollten sie ihre Verhaltensweise sich selbst und der Umwelt gegenüber verändern.

Handelt es sich um dauerhafte Gehbehinderungen ist es sinnvoll, zu lernen, sich in Geduld zu üben. Es ist gut, wenn sie Achtung und Respekt den Helfern gegenüber empfinden und dies zeigen.

Bei Verletzungen in Folge von Unfällen sollte der genaue Hergang des Unfalls besprochen werden. Es stellt sich dabei immer wieder heraus, dass der Betroffene in diesem speziellen Moment nicht voll konzentriert war. Er war mit seinen Gedanken nicht bei der Sache.

Mit dem Betroffenen zusammen müssen individuelle Methoden erarbeitet werden, damit derjenige sich besser fokussieren kann.

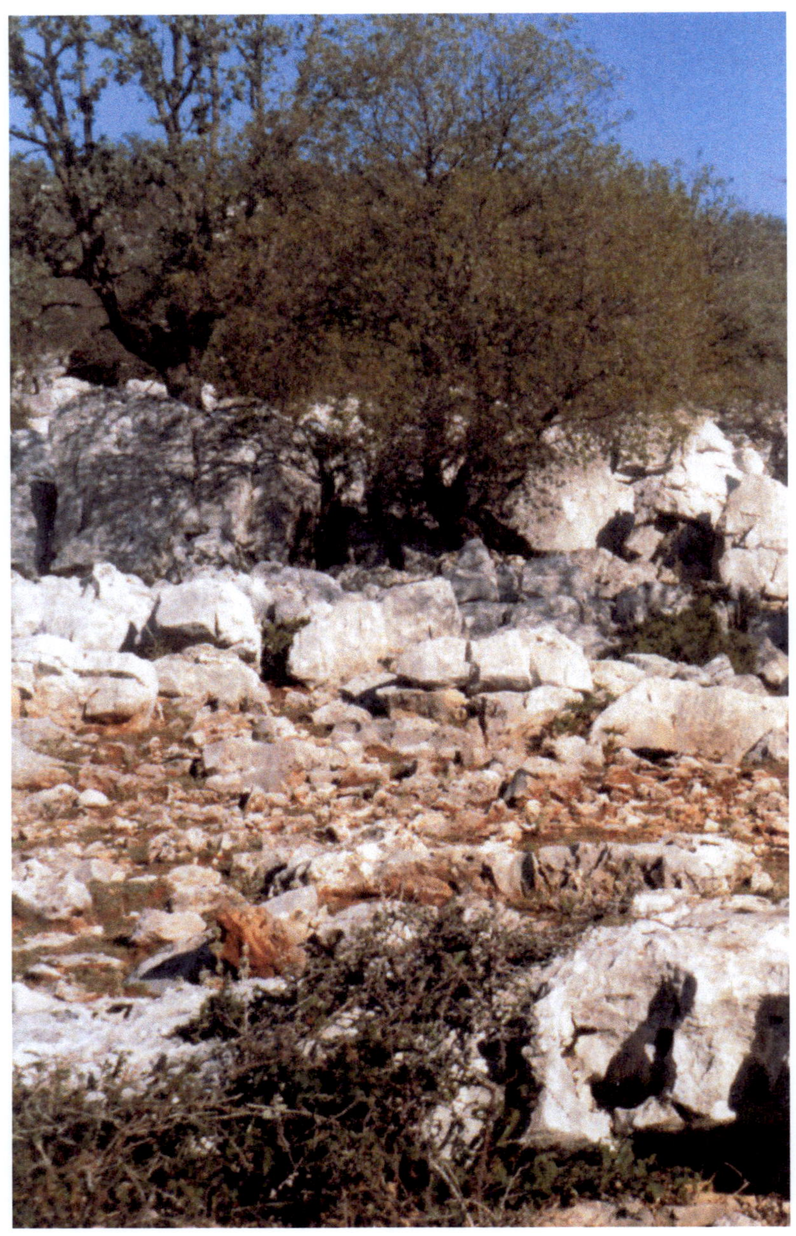

Rückenbeschwerden

Sag mir, was plagt dich?

Halswirbelsäule

Ist es dein Nacken, der dich plagt?
Siehst nicht mehr ein noch aus,
gehst nur noch geradeaus.
Versuchst dich durchzusetzen.
Die anderen wollen nicht wie du.
Lass los das Ziel, es ist nicht deins
und tu dich nicht verletzen.

Brustwirbelsäule

Warum machst du den Rücken krumm,
ist es der Kummer und die Sorgen?
Setzt du dich für die andern ein?
Das kannst du nur für dich allein.
Kannst nichts für sie erringen,
noch weniger erzwingen.

Lendenwirbelsäule

Schmerzhaft ist deine Lumbalgie.
Die Hexe zwingt dich in die Knie.
Du setzt dich durch für alle.
Doch nicht bei dir, das war noch nie!
Tu endlich deinem Rücken gut.
Hab' Mut dich zu verändern,
sei für dich da, fürwahr
und tu dir gut.

Volksmund

Wie ein Halm im Wind schwanken
Versuchen, sich auf Biegen und Brechen durchzusetzen

Vor den anderen buckeln
Ein schweres Kreuz tragen
Kein aufrechter Mensch sein
Vom Schicksal gebeugt
Jemanden gebrochen haben
Es fehlt an Demut
Ein unbeugsamer Charakter sein
Der Widerstand bricht zusammen
Es besteht kein Durchsetzungsvermögen mehr
Jemand hat die innere Haltung verloren
Einer Angelegenheit den Rücken kehren
An Lasten schwer tragen
Alles nieder machen
Zu keiner Reaktion mehr fähig sein

Pathogenese

Rückenschmerzen können als mehr oder minder starker Schmerz die Hals-, Brust- oder Lendenwirbelsäule, eventuell noch zusätzlich den Schultergürtel oder das Becken betreffen.

Folgende Erkrankungen treten häufig auf:

- Osteoporose (Knochenentkaltung),
- Spondylarthrose (Verschleiß an den Wirbelgelenken),
- Lumbalgie oder Hexenschuss,
- Ischialgie (Schmerz im Verlauf des Ischiasnervs) bzw. Lumboischialgie (von der Lendenwirbelsäule ausgehende Ischialgie),
- Bandscheibendegeneration oder auch -vorfall,
- Blockierungen an der Wirbelsäule,

- Spinalkanalstenose (Verengung des Wirbelkanals durch Ablagerung oder auch Bandscheibenvorfall),
- Beckenschiefstand,
- Schmerzen der Muskeln, Sehnen und Bänder an der Wirbelsäule,
- Skelettanomalien,
- Traumata,
- Wirbelbrüche,
- Gleitwirbel,
- statische Veränderungen (Rundrücken, Hohlkreuz, seitliche Wirbelsäulenverkrümmung),
- M. Scheuermann (Fehlhaltung durch Wachstumsstörung),
- M. Bechterew (Autoimmunerkrankung),
- Auswirkungen von Erkrankungen innerer Organe bzw. Gefäßerkrankungen, besonders durch venöse Stauungen im Becken oder
- gynäkologische Erkrankungen bzw. Schwangerschaften.

Rückenschmerzen können als Folge von Erkrankungen der inneren Organe entstehen. Es ist jedoch ebenso möglich, dass Rückenschmerzen Beschwerden am restlichen Körper und den inneren Organen verursachen. Jedes Wirbelsäulensegment ist mit bestimmten Körperbereichen verbunden.

Und natürlich können psychische Belastungen oder Erkrankungen wie Depressionen Auswirkungen auf die Wirbelsäule haben und Rückenschmerzen verursachen.

Therapie

Die Ursachen von Rückenschmerzen sind so vielfältig, dass ich hier keine speziellen Therapien aufführen kann.

In meiner Praxis bin ich auf chirotherapeutische Behandlungen spezialisiert. Jedoch wende ich bei vielen Ursachen zusätzlich die Blutegeltherapie, Neuraltherapie oder Phototherapiepflaster an.

Psychodynamik

Die Wirbelsäule ist die Säule des Körpers und die Säule unseres Lebens.

Wir können an ihrer Statik und den Bewegungsmustern der Betroffenen den Charakter und Krankheitsneigungen erkennen.

Die Verhaltensmuster der Betroffenen lassen sich wie die Wirbelsäule in 3 Kategorien einteilen.

Beschwerden im Hals-Nacken-Schulterbereich betreffen Persönlichkeiten, die Dinge für andere durchsetzen wollen. Das sind in aller Regel ihre Partner oder bei Müttern häufig ihre Kinder. Des Weiteren leiden Personen, die gerne im Mittelpunkt stehen und sich sehr wichtig nehmen, darunter.

Erreichen sie ihr Ziel, eine bestimmte Angelegenheit durchzusetzen, lassen die Beschwerden in aller Regel nach.

Bei Beschwerden der Brustwirbelsäule tragen die Betroffenen eine zu große Last oder Schuld. Meistens sind es gar nicht eigene Lasten oder Verantwortungen, sondern die anderer. Sie fühlen sich für Viel und Vieles verantwortlich.

Manchmal sind es jedoch eigene Lasten, die für sie nicht mehr tragbar sind. Es kann sein, dass ihnen das Kreuz „gebrochen“ wird. Ihre innere Haltung ist gestört oder sogar zerstört.

Häufig kennen sie ihre eigenen Lasten. Sie können sich jedoch nicht vorstellen, diese abzuwerfen und ohne diese zu leben. Diejenigen, deren Lasten und Verantwortungen sie mittragen, ist das jedoch nicht bewusst. Die Betroffenen fühlen sich dadurch missverstanden und nicht wertgeschätzt.

Lendenwirbelsäulenbeschwerden weisen auf Probleme hin, die bereits in der Kindheit bestanden haben. Häufig waren das liebe und brave Kinder. Dafür wurden sie gelobt und bekamen Anerkennung. Um dies nicht zu gefährden, ordneten sie sich immer unter.

Sie konnten ihre Wünsche und Bedürfnisse bereits ihren Geschwistern und Eltern gegenüber nicht durchsetzen. Nach außen hin war ihre Kindheit schön und unkompliziert. Sie waren wohlbehütet. Die Welt war für sie in Ordnung.

Sie haben jedoch nie gelernt, „Nein“ zu sagen. Ihre eigenen Bedürfnisse standen immer hinten an. Dies ging so weit, dass sie diese überhaupt nicht mehr wahrnahmen. Auf diese Art geprägt haben sie sich bis ins Erwachsenenalter verhalten. Nach vielen Jahren treten dann die Beschwerden in der Lendenwirbelsäule auf.

Interessanterweise können die Betroffenen nach außen sehr energisch auftreten. Im Innern sind sie sehr empfindsam und verletzlich.

Menschen mit Rückenschmerzen sind insgesamt entgegenkommend, hilfsbereit und nett. Dadurch bekommen sie Zuwendung aus ihrer Umwelt, die sie für Zuneigung halten. Sie sind immer für jeden da, der ihnen gegenüber freundlich ist. Dabei bevormunden sie die anderen, ohne dass sie es selbst oder die anderen wahrnehmen.
Sie unterstützen, nehmen Entscheidungen ab oder tragen sie mit und helfen, diese dann umzusetzen.

Die Rückenschmerzen treten erst dann auf, wenn sich Widerstände von außen regen. Entweder können sie ihr Ziel nicht erreichen oder ihr Umfeld beginnt, sich gegen ihre Bevormundung zu wehren.

Fazit

Als Erstes gilt es, sich fremder Lasten zu entledigen. Wenn jeder Mensch nur seine eigene Last trägt, wird es für jeden bedeutend leichter. Trotzdem kann anderen mit einem guten Rat oder tatkräftiger Unterstützung geholfen werden. Nur die eigenen Lasten zu tragen heißt nicht, andere im Regen stehen zu lassen. Man akzeptiert jedoch die Entscheidungen des anderen und unterstützt diesen dann in der Umsetzung.

Durch das Abwerfen fremder Lasten geht es dem Rücken wieder besser. Man kann wieder „aufrechter“ durch das Leben gehen und diesem – wenn nötig – mehr Widerstand entgegenbringen.
Außerdem sollten sie lernen „Nein“ zu sagen. Was sie in der Kindheit nicht umsetzten, müssen sie jetzt nachholen. Um geliebt zu werden, muss man nicht der Erwartungshaltung seines Umfeldes entsprechen.

Sie sollten mehr an sich denken und ihr eigenes Leben leben. Dazu müssen sie sich jedoch erst einmal ihre Wünsche und Bedürfnisse bewusst machen. Dies geht nur, indem sie sich und ihre Gedanken von ihrem Umfeld besser abgrenzen.

Aufgrund der Schmerzen sind die Betroffenen eher bereit, ihre Verhaltensweisen zu verändern. Durch eine Analyse der Beschwerdestellen und deren Bedeutung können die notwendigen Anpassungen individuell und ganz gezielt erörtert werden.

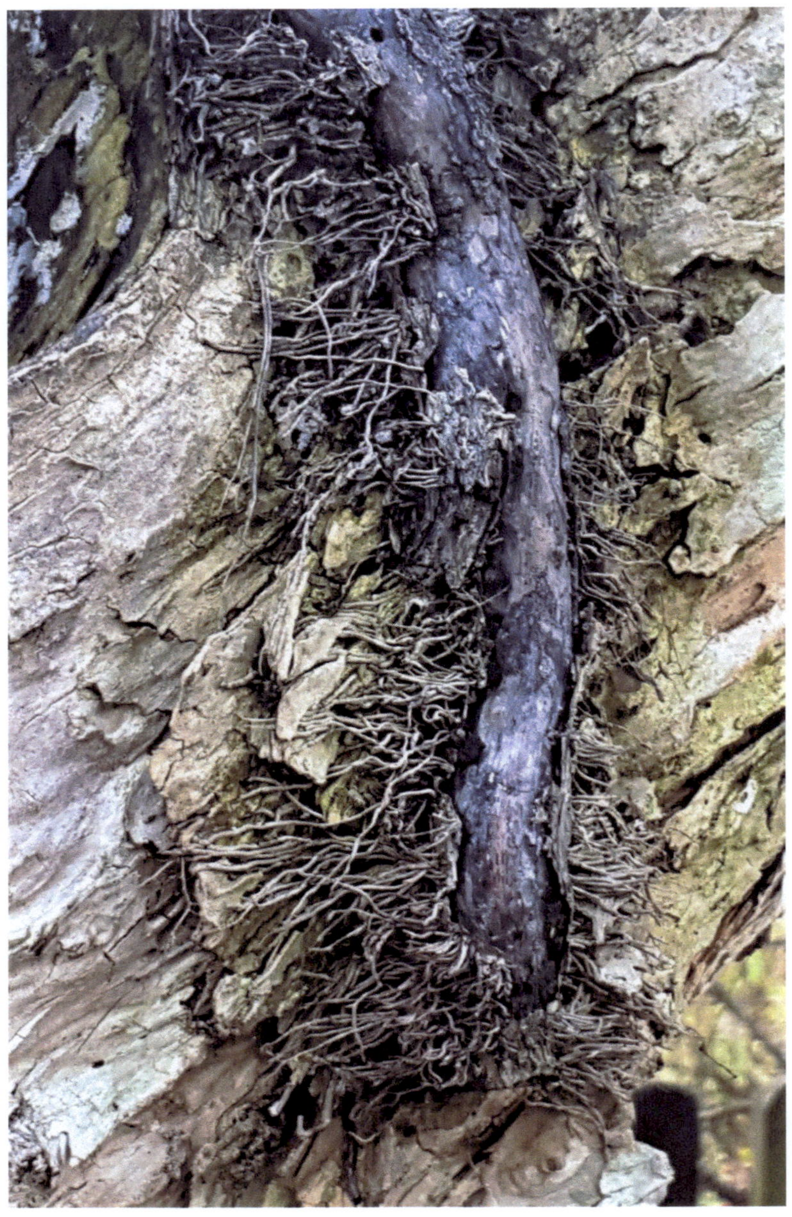

Myalgie

Sag mir, was plagt dich?

Helfen willst du hier und dort
und gehst dafür von Ort zu Ort.
Bist nett und freundlich ringsherum,
entgegenkommend und auch frumm.
Fühlst dich ganz wichtig, unentbehrlich,
bist ganz tief im Innern ehrlich.
Und trotz der guten Eigenschaften
erlebst du solche starke Schmerzen.
Du kannst es gar nicht fassen,
der ganze Körper tut so weh.
Was, denkst du, hab ich nur getan,
war immerfort für alle da.
Jetzt wäre die Hilfe anderer gut.
Sind sie bereit und voller Mut?

Volksmund

Jemand legt sich für die Mitmenschen krumm
Wie zu einer Salzsäule erstarrt sein
Zu keiner Bewegung mehr fähig sein
Vom Schmerz übermannt werden
Wie ein begossener Pudel dastehen

Pathogenese

Die Myalgie kann sowohl einzelne Muskelgruppen als auch die gesamte Körpermuskulatur betreffen.

Bei lokalen Muskelschmerzen besteht oft eine Muskelhärte in Form einer knoten- oder wulstförmige Verhärtung der Muskulatur mit Berührungsschmerz und oft dumpfen Spontanschmerz.

Allgemein sind Muskelschmerzen harmlos und können auch relativ schnell durch entsprechende Maßnahmen wieder verschwinden. Je nachdem, welche Ursache einer Myalgie zugrunde liegt, können die Beschwerden andauern. Es kann zu einem länger anhaltenden Schmerzzustand kommen.

Der Entstehung von Myalgien liegen

- Fehlernährung,
- Muskel- und Bänderschwäche,
- körperliche Überanstrengung,
- Muskelkater durch zu viel Sport,
- Zerrungen,
- Prellungen,
- Muskelverletzung,
- eine Erkältung,
- Infektionskrankheiten durch Viren (z.B. Coxsackie-B-Virus),
- Bakterien (z.B. Borrelien) oder
- Parasiten (z.B. Trichinen) zugrunde.
- Nebenwirkungen von Medikamenten (z.B. Cholesterinsenker, ganz häufig!),
- Stress,
- seelische Belastungen bzw.
- Überlastungen sowie
- genetische Belastungen

können ebenfalls der Grund für eine Myalgie sein.

Die **Fibromyalgie** ist eine besondere Form der Myalgie. Sie unterliegt einem längeren Prozess, der unter Umständen über Jahre und Jahrzehnte bestehen kann. Der Auslöser des Muskelschmerzes liegt weder in einem entzündlichen noch degenerativen Bereich. Mit Schmerzen im gesamten Körper manifestiert sich diese Erkrankung.

Die Beschwerden treten überwiegend bei Frauen um die Wechseljahre herum auf.
Diagnostische Merkmale sind Ermüdung, Erschöpfung, Schlafstörungen, Mundtrockenheit, Schwitzen, eventuell auch ein Kloßgefühl (Globus) im Hals. Männer sind äußerst selten von einer Fibromyalgie betroffen.

Therapie

Je nachdem, welche Ursache eine Myalgie hervorruft, müssen entsprechende Maßnahmen getroffen werden. Bei Infektionen ist eine Stärkung des Immunsystems notwendig, bei Arzneimittelnebenwirkungen eine Umstellung der Medikation, usw.

Ich habe in all den Jahren festgestellt, dass besonders die Cholesterinsenker Muskelbeschwerden auslösen. Mit dem Absetzen der Medikamente erholen sich die Betroffenen meist relativ schnell.

Eine chirotherapeutische oder osteopathische Behandlung kann eine sofortige Linderung herbeiführen.
Die Blutegeltherapie, als Schmerztherapie angewandt, können wahre Wunder vollbringen.
Die besten Erfahrungen jedoch habe ich in diesem Zusammenhang mit der Anwendung von Phototherapiepflaster gesammelt.

Schulmedizinisch wird Schmerztherapie, Psychotherapie, physikalische Therapie, Entspannungsmethoden, Physiotherapie und psychosomatische Behandlung empfohlen. Schwierig ist die naturheilkundliche Behandlung.
Da die Patienten sehr oft auf chemische Medikamente eingestellt sind, wirken alternative Medikationen häufig nur eingeschränkt oder gar nicht mehr.

Psychodynamik

Menschen, die unter myalgischen Schmerzen leiden, sind meistens sehr hilfsbereit und sehr entgegenkommend. Sie bemühen sich, die geforderten Erwartungen zu erfüllen und freuen sich über jedes Lob.

Allgemein sind sie bescheiden und entgegenkommend. Sie wollen es allen und jedem recht machen und vernachlässigen sich selbst. Es sind absolute Familienmenschen. Ihr Zuhause ist ihr Reich. Sie tun alles, um innerfamiliär anerkannt zu sein. Ohne sie geht nichts. Sie sind zielstrebig und erhoffen sich mit ihrer entgegenkommenden Art, ihre Ziele zu erreichen.

Menschen mit Fibromyalgie lassen niemanden nahe an sich heran. Davon sind nur ganz wenige Menschen ausgenommen.

Sie helfen, wenn sie können und sind sehr großzügig und großmütig. Allerdings ist diese Großzügigkeit mit einer unbewussten Erwartungshaltung verknüpft. Die Betroffenen rechnen fest mit der Dankbarkeit ihrer Umwelt und mit einer Gegenleistung. Ohne dass es nach außen hin so wirkt, rechnen sie ihre „Leistungen" mit den „Gegenleistungen" ihrer Mitmenschen auf.

Es spielt keine Rolle, ob sie Recht haben oder nicht, denn sie haben immer Recht. Beweise, die etwas anderes aufzeigen, werden nur sehr schwer akzeptiert und anerkannt. Es ist schwierig, mit ihnen zu diskutieren, denn sie lassen sich nicht überzeugen.

Fühlen sie sich enttäuscht und vor den Kopf gestoßen, fressen sie diese Gefühle in sich hinein. Der äußere Schein wird weiterhin gewahrt. Jedoch brechen sich manchmal – für die Umwelt völlig unerwartet – ihre aufgestauten Emotionen Bahn. Wut und sogar Hass können auftreten, teilweise bis hin zur Selbstzerstörung. Ihre Persönlichkeit scheint sich zu wandeln. Es treten dann ihre negativen Eigenschaften hervor, die latent und unbewusst immer schon vorhanden waren: rechthaberisch, egoistisch, egozentrisch, uneinsichtig und eigensinnig.

Leider lernen sie nur sehr schwer und nur über Leid etwas dazu. So wie sie in ihrer Beweglichkeit schmerzhaft eingeschränkt sind, genauso sind sie innerlich erstarrt.

Fazit

Allen voran steht die Arbeit an sich selbst.

Sich bewusst und gesund zu ernähren. Spaziergänge und Bewegung sind wichtig. Allerdings in Maßen, Leistungssport schadet eher.

Mehr für sich selbst tun und erst, wenn es einem selbst gut geht, auch für andere da sein. Dabei ist wichtig, dies nur mit Freude zu tun und nichts dafür zu erwarten.

Toleranz üben gegenüber der Umwelt.
Akzeptieren, dass sich nicht alles um sie dreht und drehen kann.
Nicht mehr denken, dass man zu kurz kommt, wenn man nicht selbst das Rad dreht.

Lernen, dem Mitmenschen zu vertrauen und nicht zu befürchten, dass einem etwas weggenommen wird.
Lernen zuzuschauen, dass andere Menschen Entscheidungen für sich treffen, die die Erkrankten nicht immer gut bzw. richtig finden.

Nicht den Dingen zu viel Bedeutung beizumessen.
Sich vom seelischen Müll zu befreien.
Sich bewusst machen, dass alles vergänglich ist.
Genießen und dankbar sein für die Dinge, die man hat.

Nur wenn es den Betroffenen gelingt, sich aus der seelischen Erstarrung und Verhärtung sowie der dadurch entstandenen emotionalen Unbeweglichkeit zu befreien, haben sie eine Chance auf eine Besserung ihrer Situation.

Sie werden dann erfahren, wie wunderbar es ist, das Leben und die Entscheidungen der Anderen zu respektieren, zu akzeptieren und zu achten.

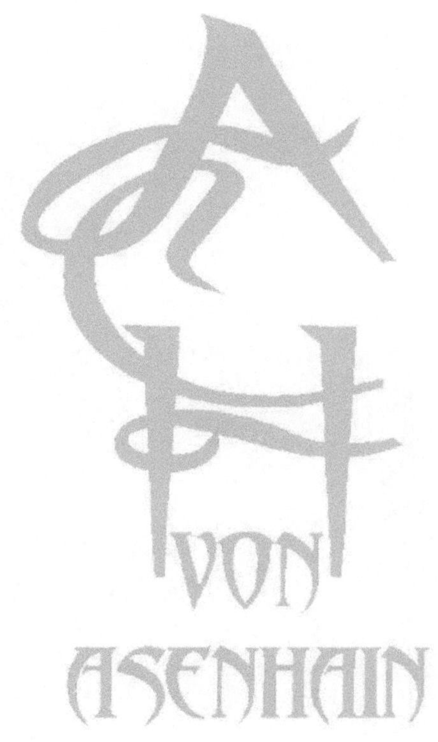
VON
ASENHAIN

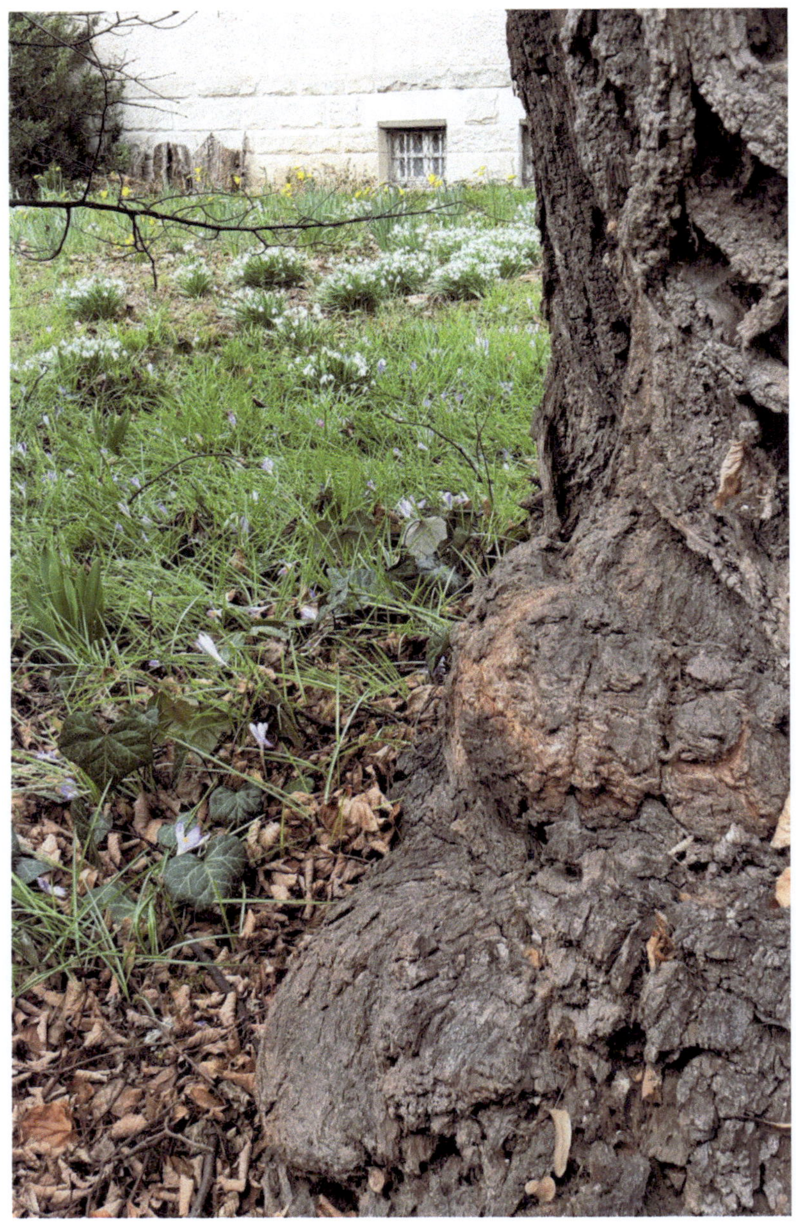

Osteoporose

Sag mir, was plagt dich?

Pass auf, wohin du läufst und gehst
und deinen Körper vorwärts bewegst.
Die Knochen machen das nicht mehr mit.
Sie knirschen nicht nur von der Last,
sie brechen auch, sie brauchen Rast.
Heilen ist so schnell nicht drin.
Es geht nur langsam und bedächtig,
die Ungeduld wird übermächtig.
Pass auf, auf deinen Tritt,
sonst wird es schlimm und rächt sich.

Volksmund

Nicht mehr alle beisammen haben
Ein richtiges Weichei sein
Alles fühlt sich wie Pudding an
Vollkommen zermürbt sein
Sämtliche Knochen zusammen suchen
Sich wie ein Halm im Wind biegen

Pathogenese

Die Osteoporose, auch Knochenschwund, ist inzwischen eine der häufigsten systemischen (den ganzen Körper betreffenden) Erkrankungen.

Die Knochenmasse baut sich ab und die Knochen verlieren dadurch ihre Stabilität.

Osteoporose tritt vor allem bei älteren Menschen auf. In den letzten Jahren ist jedoch zu beobachten, dass die Betroffenen immer jünger werden.

Man unterscheidet die primäre Osteoporose und die seltenere sekundäre Osteoporose.

Die **primäre** Osteoporose ist meistens hormonell bedingt durch Östrogenmangel nach den Wechseljahren und tritt nach den Wechseljahren und im höheren Alter auf.

Männer sind von Osteoporose seltener betroffen, weil die Hormonproduktion sich im Rahmen der Wechseljahre nicht so gravierend verändert wie bei Frauen.

Andere Faktoren wie z.B. übermäßige Diäten, Missbrauch von Abführmitteln, überhöhter Kaffeegenuss u.a. begünstigen die Entstehung einer Osteoporose.

Meiner Erfahrung nach ist die Hauptursache eine fehlerhafte Ernährung.

Die Ursache einer **sekundären** Osteoporose ist in den meisten Fällen die Folge einer Langzeitbehandlung mit Kortison.

Auch eine Überfunktion der Schilddrüse, Diabetes, bösartige Tumoren (Knochenmetastasen), Unterfunktion der Geschlechtsdrüsen oder Überfunktion der Nebennierenrinde bzw. andere hormonbedingte Erkrankungen und andere können zu einer Osteoporose führen.

Durch eine Messung der Knochendichte kann man die Erkrankung und ihren Schweregrad diagnostizieren.

Therapie

Mit Calcium und Vitamin D3 kann - je nach Schweregrad - eine Verringerung der Osteoporose oder sogar eine Ausheilung erreicht werden.
Viel Bewegung an der frischen Luft ist ebenfalls empfehlenswert.
Die Osteoporose kann zusätzlich naturheilkundlich behandelt werden.

Nach dem Motto: „Der Mensch ist, was er isst", beginnt eine Therapie mit einer gesunden Ernährung. Dazu gehört meiner Meinung nach der absolute Verzicht auf Milchprodukte und eine abwechslungsreiche und gesunde Ernährung. Ergänzt durch viel Fisch und Eier.

Bei einer Nichtbehandlung dieser Erkrankung kann es zu einer stark schmerzhaften Bewegungseinschränkung bis hin zur Invalidität kommen. Die Betroffenen sind dann dauerhaft auf fremde Hilfe angewiesen.

Psychogenese

Personen, die an beginnender oder auch bestehender Osteoporose leiden, sind nahe am Wasser gebaut. Sie nehmen alles persönlich. Sie interpretieren Situationen immer auf sich bezogen. Diese sind vom anderen meistens nicht so gemeint. Für ihre Umwelt ist es in der Regel nicht nachvollziehbar, wie sie so missverstanden werden können.

Ihre Übersensibilität macht sie zu schwierigen Gesprächspartnern. Sie reagieren auf ein „falsches" Wort oder auf einen entsprechenden Blick sehr empfindlich. Natürlich wol-

len sie es nicht zeigen und ziehen sich zurück. Sie haben aufgehört, gegen die vermeintlichen Ungerechtigkeiten zu kämpfen und vereinsamen im Laufe der Zeit.
Nur wenigen Menschen schenken sie ihr Vertrauen, denn sie trauen sich selbst nicht mehr.

Ihr größtes Bedürfnis ist, Sicherheit von ihrer Umwelt zu bekommen. Da den Mitmenschen ihre Bedürfnis nicht bekannt ist, fühlen sie sich von ihrer Umwelt missverstanden.

Fazit

Die Betroffenen müssen sich klar machen, weshalb sie alle Situationen und Äußerungen ihrer Umwelt immer auf sich beziehen. Viele Dinge haben mit ihnen gar nichts zu tun.

Ein guter Weg Situationen aufzuklären ist, die beteiligten Personen anzusprechen und zu fragen, wie sie ihre Äußerung oder ihre Handlung gemeint haben. Und dann – als zweiten Schritt – ihnen zu glauben.

Machen sie das regelmäßig, bekommen sie ganz langsam eine innere Distanz. Sie beginnen nach und nach ihre Umwelt unabhängig von sich wahrzunehmen.
Dadurch verlieren sie ihr Selbstmitleid. Und gewinnen immer mehr innere Sicherheit und Selbstvertrauen.

Der Drang nach Sicherheit von außen verschwindet. Sie werden ihr Leben mehr selbst in die Hand nehmen und selbst Verantwortung für sich übernehmen.
Ihr Leben wird positiver, sie selbst fühlen sich deutlich glücklicher.

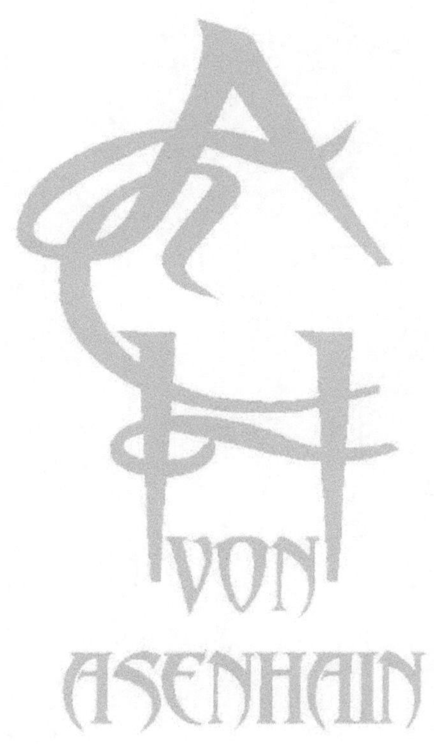
VON
ASENHAIN

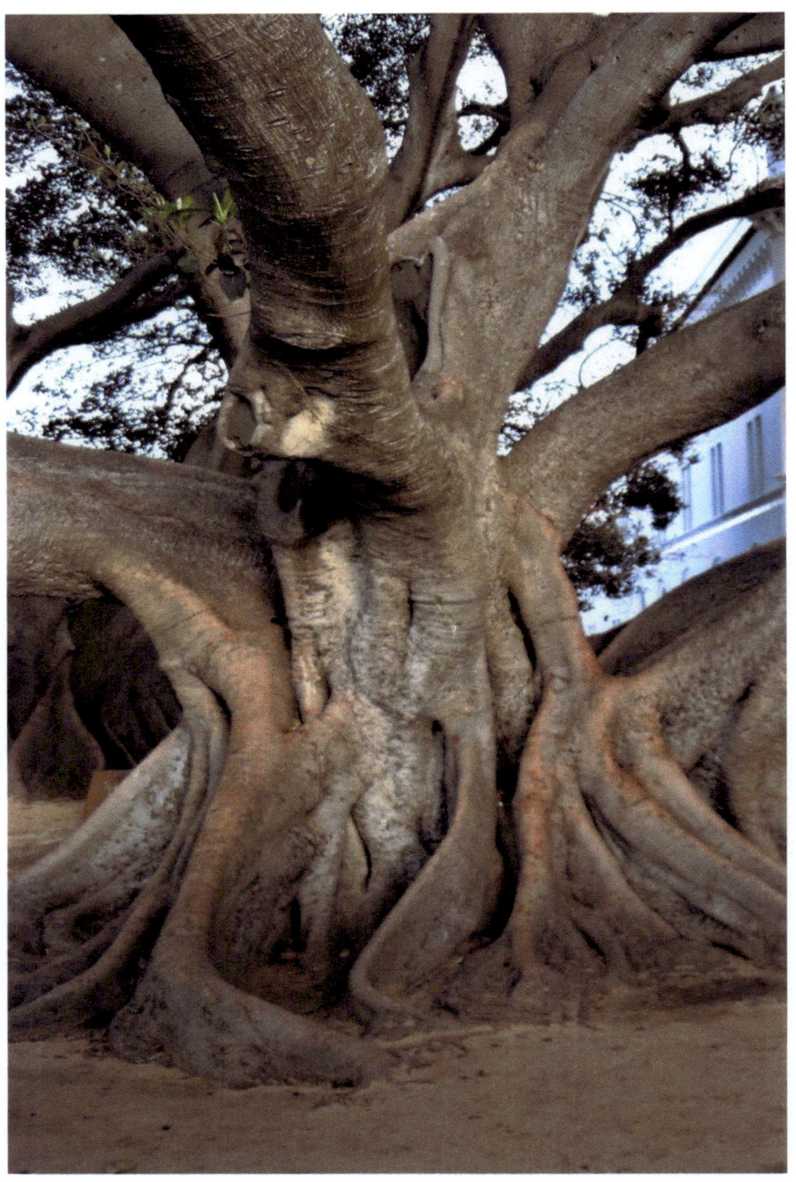

Erkrankungen der inneren Organe

Darmerkrankungen

Sag mir, was plagt dich?

Ist es dein Bauch, bläht er sich auf?
Machst du aus kleinen Dingen große?
Was kümmert' s dich?
So wichtig ist es nicht.
Mach dir nichts draus.
Niemand kann dir etwas sagen.
Hör jetzt auf dich.
Du musst dich nicht mehr plagen.

Volksmund

Es geht nicht vorwärts und rückwärts
Jemand kann nicht loslassen
„Lass diesen Kelch an mir vorüber ziehen"
Etwas nicht verdauen können
Man würde am liebsten „Kotzen"
Jemandem wird von einer Nachricht ganz übel
Aus einem „Furz" einen „Donnerschlag" machen
Ziemlich aufgeblasen sein
Eine schwere Geburt haben
Jemand hat die Hose gestrichen voll

Pathogenese

Der Darm nimmt bei unserer Gesunderhaltung eine Schlüsselposition ein.

Schon die alten Heiler stellten fest:
„Das, was der Mensch **isst**, das **is**t er" und „Der Tod sitzt im Darm".

Ich selbst habe erfahren: Wenn es meinem Darm nicht gut geht, dann geht es mir nicht gut.

Ernährungsberatung und Darmsanierungen sind deshalb zwei wichtige Säulen in meinem Behandlungskonzept.

Darmerkrankungen äußern sich in einem vielfältigen, häufig außerhalb des Darms lokalisierten Beschwerdebild. Diese beginnen bereits früher als die meisten Menschen annehmen. Denn schon ein erstes Ungleichgewicht in der Darmtätigkeit (üblicherweise als „Verdauungsbeschwerden" oder Darmfunktionsstörungen bezeichnet) führt im Laufe der Zeit einerseits zu einer ernsteren Darmerkrankung und andererseits zu Beschwerden und Krankheiten in weiteren Organen bzw. Regionen im Körper.

Leider gehören Verdauungsbeschwerden bei uns zu den allgemeinen Volksleiden und werden in ihren Konsequenzen stark unterschätzt. Sie gelten eher als Befindlichkeitsstörungen und nicht als erste Anzeichen einer ernsten Darmerkrankung. Bis die dahinterstehende Darmerkrankung erkennbar wird vergehen in der Regel viele Jahre.

Bei der Entstehung von Darmerkrankungen spielen Überlastungen und Stress, seelische Probleme und falsche Ernährung eine große Rolle.

Die Symptome von Verdauungsstörungen und Darmerkrankungen sind breit gefächert und können alle Bereiche des-Verdauungssystems

- Völlegefühl,
- Übelkeit,

- Erbrechen,
- Sodbrennen,
- Aufstoßen,
- Speiseröhrenkrämpfe,
- Bauchkrämpfe,
- Durchfälle,
- Verstopfung,
- Blähungen,
- Lebensmittelunverträglichkeiten

und in der weiteren Folge den gesamten Körper betreffen (Allergien, Infektanfälligkeit, erhöhtes Krebsrisiko z.B.).

Diese Erkrankungen und ihren seelischen Hintergrund finden Sie in den entsprechenden Kapiteln dieses Buches.
Hier in diesem Kapitel beschränke ich mich auf ein paar beispielhafte Darmerkrankungen.

Der **Morbus Crohn** gehört zu den chronisch-entzündlichen Darmerkrankungen und befällt Abschnitte des Dünn- bzw. Dickdarms. In den letzten Jahren hat die Häufigkeit des M. Crohn erheblich zugenommen.

Er tritt bei jungen Erwachsenen zwischen dem 15. und 35. Lebensjahr auf. Bestimmte Ernährungsgewohnheiten (individuell verschieden), Rauchen, Antibaby-Pille und Medikamente können die Beschwerden auslösen oder verstärken.

Die Ursachen des Morbus Crohn sind vielfältig und bei weitem noch nicht alle bekannt. Auf Grundlage einer genetischen Veranlagung in Kombination mit unterschiedlichen Einflussfaktoren manifestiert sich die Erkrankung.

Der Morbus Crohn kann neben dem Darm alle anderen inneren Organe betreffen. Häufig treten begleitend Gelenkbeschwerden auf.

Colitis ulcerosa, ebenfalls eine chronisch-entzündliche Darmerkrankung, tritt schubweise auf und betrifft ausschließlich den Dickdarm.
Bauchschmerzen und wechselnde Stühle gehören zum Beschwerdebild dieser Darmerkrankung. Die Betroffenen sind aufgrund der Durchfälle und der dadurch auftretenden Mangelerscheinungen und chronischen Entzündungsprozesse müde und erschöpft.

Divertikulose ist eine Veränderung des Dickdarms in Form von kleinen Ausstülpungen der Darmwand. Sie gilt als Zivilisationskrankheit, die durch ballaststoffarme Ernährung in den Industrieländern gefördert wird. Sie tritt erst im höheren Lebensalter auf. Andere Auslöser können ein zunehmender Muskeltonus und zunehmende Bindegewebsschwäche sowie Blutstauungen und Verstopfung sein.

Die Ursache der **Zöliakie oder Sprue**, ist eine Unverträglichkeit oder Allergie gegen glutenhaltige Nahrungsmittel.

Wie bei den chronisch-entzündlichen Darmerkrankungen liegt eine genetische Veranlagung vor, die begleitet von bestimmten Lebensumständen die Entzündung des Dünndarms verursachen.

Typische Beschwerden sind

- Blähungen,
- Durchfall,

- Verstopfung,
- Bauchschmerzen,
- Gewichtsverlust und
- Mangelerscheinungen.

Es können jedoch begleitend Muskelschmerzen und Gelenkbeschwerden auftreten.

Therapie

Die Therapie von Verdauungsstörungen beinhaltet in erster Linie die Behandlung einer vorhandenen Darmfloradysbiose (Ungleichgewicht der Darmbakterien). Der Aufbau einer gesunden Darmflora spielt aufgrund der weitreichenden Folgen von Störungen in der Darmgesundheit eine Rolle bei vielen Erkrankungen.

Bei den chronisch-entzündlichen Erkrankungen ist während der akuten Schübe häufig eine Therapie mit Cortison und speziellen Medikamenten gegen die Entzündungen im Darm notwendig. Bei schwereren Verläufen bekommen die Betroffenen oft Immunsuppressiva als Dauertherapie verordnet.

Grundlage im Rahmen der langfristigen Therapie ist eine Veränderung der Ernährung. Dabei müssen sowohl allgemeingültige Richtlinien als auch individuelle Unverträglichkeiten besprochen werden.

Die Betroffenen müssen aktiv werden und etwas für sich tun. Durch die Umstellung der Ernährung übernehmen sie Verantwortung für sich und ihre Krankheit.

Da bei Darmerkrankungen immer eine Dysbiose (Fehlbesiedlung der Darmbakterien) der Darmflora, ist es dringend notwendig, eine Darmsanierung durchführen.

Zusätzlich kann im Rahmen der naturheilkundlichen Therapie mit Phytotherapeutika, homöopathischen Medikamenten und Nahrungsergänzungsmitteln gearbeitet werden. Bei Mangelerscheinungen werden gezielt Mineralstoff- oder Vitaminpräparate verabreicht.
Ergänzend arbeite ich mit Phototherapiepflastern, Neuraltherapie, Infusionen und Akupunkturinjektionen.

Der Darm reagiert prompt auf unser Seelenleben. Das erleben wir oft bei Durchfällen.

Im Rahmen von Stressbewältigungsstrategien müssen die Betroffenen eigene Konzepte entwickeln. Dadurch wird Stress abgebaut und sie können dann mit Stress besser umgehen. Sie kommen insgesamt zur Ruhe und entwickeln mehr Lebensfreude.

Psychodynamik

Im Allgemeinen sind es sehr sensible, empfindliche und empfindsame Personen. Sie mischen sich gerne stillschweigend in die Angelegenheiten anderer Leute ein. Das geschieht so unauffällig, dass nicht bemerkt wird.

Sie wollen am liebsten die Dinge selbst in die Hand nehmen, sind jedoch dankbar, wenn sie es nicht müssen.

Es liegt eine emotionale Abhängigkeit vor. Sie fühlen sich jedoch bei den Personen, von denen sie abhängig sind, sehr wohl. Sie sind wesentlich sensibler, als sie nach außen hin zeigen.

Ein Erlebnis kann nicht verdaut oder losgelassen werden.

Bei **Sodbrennen** liegt eine starke Unausgeglichenheit vor. Der Betroffene wird hin und her gerissen zwischen Emotionen und Überlegungen. Es entsteht ein Wechsel zwischen Gelingen und Versagen. Er denkt, dass er endlich sein Problem in den Griff bekommen hat, dann entgleitet es ihm wieder.

Treten **Blähungen** auf, wird aus einer Kleinigkeit etwas Großes gemacht. So zusagend wird aus einem „Furz" ein „Donnerschlag.

Es handelt sich hier immer um Situationen, die den Patienten nicht betreffen, er sich jedoch – aus welchen Gründen auch immer – verletzt oder auch betroffen fühlt.

Er lässt sich gern eine Schuld zuweisen. Dadurch blähen sich seine Emotionen immer wieder auf.

Bei Personen mit **Verstopfung** liegt ein ausgeprägtes Sicherheitsbedürfnis vor. Am wohlsten fühlen sie sich zu Hause und sind sehr gemütlich eingerichtet. Wenn sie in Urlaub gehen, dann an einen ihnen möglichst vertrauten Ort oder mit Freunden oder Verwandten.

Sie brauchen immer etwas Bekanntes um sich herum. Sie merken nicht, dass sie ihre Umwelt benutzen, um sich wohl zu fühlen. Gern leben sie in einer Familie, für die sie sorgen und da sein können. Sie sind ausgesprochene Familienmenschen. Ihre Familie ist ihnen heilig.

Bei einer **Diarrhoe-**Neigung würde man sich am liebsten nicht mit den Situationen, die auf einen zukommen bzw. zu erwarten sind, beschäftigen müssen. Man würde sie gern hindurchlassen, was jedoch von der Umwelt nicht zugelassen wird.

Diese Menschen beschäftigen sich zu sehr mit den Problemen des Partners. Es handelt sich nicht um die eigenen. Auch Schuldgefühle werden geweckt.
Ihnen ist nicht bewusst, dass sie eine Verantwortung übernehmen, die sie nicht bräuchten.

Beim **Erbrechen** möchte von der Person die eigene Lebenssituation buchstäblich nicht verdaut werden. Sie möchte am liebsten wieder zu ihrem ursprünglichen Zustand (dem Nichtverdauen) zurück.

Mit dem Erbrechen entziehen sie sich für kurze Zeit diesem nicht zu verändernden Zustand und vergeistigt sich damit, indem sie die Materie „loslassen".

Eine ständige **Übelkeit** weist auf Verdauungsprobleme hin. Das Leben wird nicht so akzeptiert, wie es sich gerade für diese Person anfühlt bzw. ist. Eine Änderung kann nicht durchgeführt werden, da eine Abhängigkeit zur Partnerschaft besteht.

Hier besteht die stille Hoffnung, dass der Partner eine Änderung herbeiführt.

Mit immer wieder kehrenden **Bauchkrämpfen** wird dem Betroffenen bewusst, dass er an seiner Lebenssituation etwas verändern sollte. Er krampft „dagegen".

Im Großen und Ganzen gefällt ihm jedoch sein Leben. Deshalb vernachlässigt er den zu verändernden Teil. Er sieht für eine Veränderung keine Notwendigkeit.

Dass die Bauchkrämpfe mit seinem Verhalten zu tun haben, weil er mit sich nicht authentisch ist, bringt er in keinen Zusammenhang.

Eigentlich hofft er, dass sich sein Leben von alleine so gestaltet, dass es ihm gefällt. Doch Immer wieder wird dem Betroffenen klar bewusst, dass es doch etwas zu verändern gibt.

Bei Personen mit **chronisch entzündlichen Darmerkrankungen** handelt es sich um sensible Persönlichkeiten, die sich bewusst sind, in einer Stresssituation zu leben, jedoch diese von sich aus im Moment noch nicht verändern können bzw. wollen.

Wenn sich eine Veränderung ergibt, nehmen sie diesen Umstand eher widerstrebend wahr. Sie fühlen sich familiär gebunden, was ihnen jedoch nicht unangenehm ist. Sie haben trotzdem einen größtmöglichen Freiraum.

Da sie ihre Freiheit und Unabhängigkeit lieben, haben sie hier ein ideales Umfeld. Sie haben in der „Rückhand" einen Partner, der bei Bedarf immer zur Stelle ist.

Ihre Abhängigkeit ist ihnen nicht so bewusst, da sie sich in dieser Situation sehr wohl fühlen. Sie leben in einer sogenannten abhängigen Unabhängigkeit.

Fazit

Um ihre Verdauungsbeschwerden oder Darmerkrankungen positiv zu beeinflussen, sollten die Betroffenen beginnen, Entscheidungen für sich zu treffen und damit Eigenverantwortung zu übernehmen. Dadurch ändert sich ihre Einstellung zum Partner und die Beziehung entspannt sich.

Durch die Einstellung „Leben und leben lassen“ werden die Betroffenen ausgeglichener.

Auch hier gilt, wie bei den meisten Erkrankungen, zu lernen, sich selbst zu lieben und sich zu akzeptieren.

Menschen mit Darmerkrankungen sind nur mit Überzeugung dazu zu bringen sich zu verändern. Immer steht die Vorsicht oder sogar Angst im Hintergrund, dass alles noch schlimmer werden könnte.

Da bei Auseinandersetzungen Aussagen gern persönlich genommen werden, ist es wichtig, dass sich die Betroffenen dies in einer solchen Situation bewusst machen.

Sie sollten versuchen, eine Distanz zur eigenen Empfindsamkeit und Empfindlichkeit bekommen. Nicht alles ist auf sie persönlich bezogen.

Viele Aussagen sollten sie einfach so stehen lassen. Sie aufnehmen, ohne sie zu deuten oder analysieren, und sie wieder aus dem Kopf gehen lassen. Dieses Kommen und gehen lassen, verbessert die Darmtätigkeit.

Ihr Leben verändert sich positiv.

Eine innere Traurigkeit und Melancholie wandelt sich in Hoffnung und Mut um. Das Leben wird unbeschwert und lebenswert.

Sie stellen fest, dass sie jederzeit Hilfe und Unterstützung von ihren Mitmenschen erhalten, wenn sie diese brauchen.

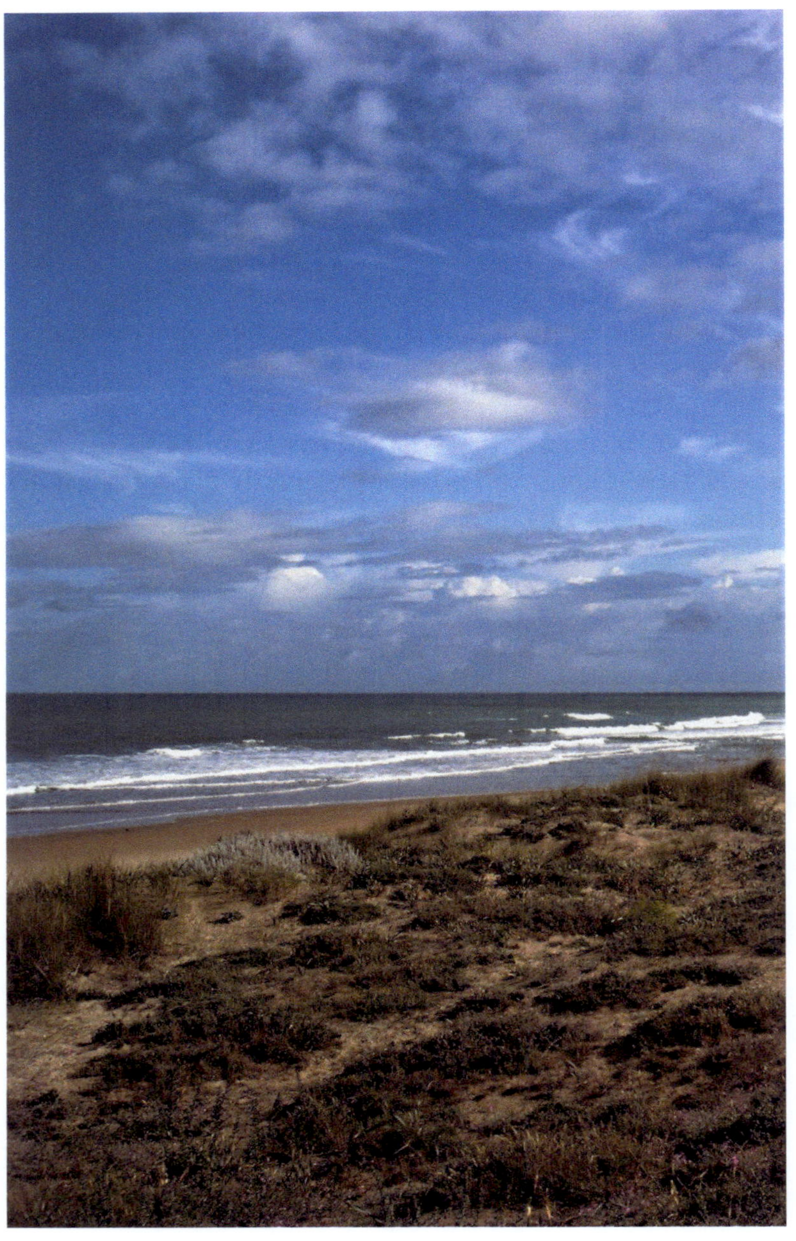

Diabetes mellitus

Sag mir, was plagt dich?

Bekommst du Süßes nicht genug
an Zuwendung und Liebe?
Der Zucker häuft sich in dir an
steigt stetig immer weiter.
Das kreidet dir die Bauchspeicheldrüse an:
Dass du nicht unterscheiden kannst
die Liebe von dem Süßen.
Nun fang doch endlich an
zu lieben und dann zu genießen.

Volksmund

Den Mund nicht voll bekommen
Jemand ist gierig nach Süßem
Jemand ist zuckersüß
Sich das Leben versüßen
Ob süß, ob sauer, alles muss probiert sein

Pathogenese

Der Diabetes mellitus ist die am häufigsten auftretende Stoffwechselstörung. Die Erkrankung imponiert durch ihre vielfältige Symptomatik. Dies erschwert die Diagnosestellung.

Beim Diabetes mellitus gibt es grundsätzlich zwei verschiedene Formen:
Beim Typ I sind vor allem jüngere Menschen betroffen. Es wird kein Insulin mehr in der Bauchspeicheldrüse produziert.

Beim Typ II sprechen die Zellen nicht mehr auf Insulin an. Überwiegend sind ältere Frauen von dieser Krankheit betroffen. Dabei liegt größtenteils eine genetische Veranlagung zugrunde.

Allerdings können auch toxische und infektiöse Einflüsse,

- Autoimmunprozesse,
- Traumen,
- Fettsucht,
- Schwangerschaften,
- Schock,
- Stress und
- falsche Ernährung

Diabetes mellitus auslösen.

Symptome, die auf einen Diabetes hinweisen, sind:

- großes Durstgefühl,
- Abgang von großen Harnmengen,
- Gewichtszunahme,
- Gewichtsabnahme trotz gesteigerter Nahrungsaufnahme,
- Neigung zu Hauterkrankungen wie Ekzeme und Furunkeln,
- Bluthochdruck,
- Wundheilungsstörungen und
- Zahnfleischerkrankungen.

Nach längerer Erkrankung ist auch eine erhöhte Neigung zu offenen Beinen (Ulcus cruris) feststellbar.

Die Spätfolgen eines Diabetes sind unter anderem

- Hautveränderungen,

- Gefäßverkalkung,
- Blasenfunktionsstörungen,
- Impotenz,
- fehlender Libido
- nächtliche Wadenkrämpfe und
- Sensibilitätsstörungen und
- Missempfindungen (Polyneuropathie).

Therapie

Bei den Typ-I-Diabetikern ist eine Therapie mit Insulin zwingend notwendig. Eine gesunde Ernährung ist hier eine zusätzliche Maßnahme.

Wird bei einem Betroffenen ein Typ II Diabetes diagnostiziert, sollte als erstes über die Ernährung gesprochen werden. Meiner Erfahrung nach ist eine Anpassung der Ernährung die einzige Möglichkeit, um das Auftreten der Spätfolgen des Diabetes hinaus zu zögern. Häufig reicht dies bereits, um die Blutzuckerwerte zu normalisieren.

Besteht der Diabetes bereits länger oder die Ernährungsumstellung reicht nicht, muss eine medikamentöse Therapie erfolgen. Selbstverständlich muss die Ernährung trotzdem an die Erkrankung angepasst werden.

Leider haben viele Betroffene weder die Lust noch die Ausdauer ihre Ernährung dauerhaft umzustellen. Da die erhöhten Blutzuckerwerte nicht wehtun, besteht für die Betroffenen kein körperlicher Zwang zur Ernährungsumstellung.

Ich habe die Erfahrung in meiner Praxis gemacht, dass eine Umstellung hin zur „Steinzeitkost" für Diabetiker die ideale Ernährungsform darstellt.

Unterstützend wirken sich Bewegung, Sport, Spaziergänge, Schwimmen, Radfahren und eine ausgeglichene und harmonische Lebensweise positiv aus. Stress sollte – wenn möglich – vermieden werden.

Der Therapeut sollte dabei mit Tipps zur Stressbewältigung den Patienten unterstützen.

Naturheilkundlich können durch pflanzliche Arzneimittel und Nahrungsergänzungsmittel die Blutzuckerwerte positiv beeinflusst und das Auftreten der Spätfolgen hinausgezögert werden.

Zusätzliche Maßnahmen wie z.B. Darmflorasanierungen, Phototherapiepflaster und Blutegelbehandlungen tragen zur Verbesserung der Gesamtsituation bei.

Psychodynamik

Diabetiker sind verständnisvoll, fürsorglich und „mitleidend". Sie gehen ganz in ihrer Familie auf. Auf diese Weise sichern sie sich vermeintlich die Zuwendung, Zuneigung und Aufmerksamkeit ihrer Familie. Dadurch fühlen sie sich richtig gut, gebraucht und wichtig.

Sie merken nicht, dass ihre Fürsorge von ihrer Familie für selbstverständlich gehalten wird und sie dafür dann eben keine Anerkennung bekommen. Unbewusst nehmen sie dies jedoch wahr und flüchtigen sich als „Trostpflaster“ in übermäßige Genüsse: zu viel Essen, Süßes, Alkohol und Medikamente.

Diabetiker sind Familienmenschen. Durch ihre Erkrankung bekommen sie die Fürsorge, die Aufmerksamkeit und das Mitleid von ihrer Familie, die sie sich immer gewünscht haben. Die Betroffenen verkennen die „erzwungene“ Anteilnahme als Liebe.

Es ist ihnen nicht bewusst, dass sie durch ihre ständige Fürsorge gegenüber ihrer Familie ihre ganzen Energien verbrauchen. Sie werden gebraucht, im wahrsten Sinne des Wortes. Dies beruht jedoch auf Gegenseitigkeit: Diabetiker „gebrauchen“ ihre Umwelt, um sich gebraucht zu fühlen, um ihrem Leben einen Inhalt und Sinn zu geben.

Sie neigen zu cholerischen Reaktionen. Diese führen jedoch in ihrer Familie zu einer emotionalen Distanzierung.

Diabetiker können jauf die Aufmerksamkeit und Zuwendung ihrer Lieben auf keinen Fall verzichten. Um die emotionale Verbundenheit zurück zu gewinnen, werden sie nachgiebig. Dies kann sogar so weit gehen, dass sie sich unterdrücken und ausnutzen lassen. Ihren Frust müssen sie nach innen leiten. Sie fühlen sich ihrer persönlichen Freiheit beraubt.

Fühlen sie sich ausgenutzt und über ihre Grenzen hinaus gebraucht, führt das zu einer Energielosigkeit und großen Trauer. Aus diesem Teufelskreis können sie sich nicht befreien. Dies ist ein Grund, warum sie schnell zur Melancholie und zu Depressionen neigen.

Da der Diabetes häufiger Frauen betrifft, fällt deren sehr fürsorgliche und „mitleidende“ Art nicht auf.

Sie meinen, die Probleme ihrer Mitmenschen für diese lösen zu können und scheitern logischerweise daran.

Ein Diabetes kann durch ein Trauma oder Schock entstanden sein. Eine psychologische Aufarbeitung des Geschehnisses wichtig. Dadurch kann er seine Situation besser verstehen und akzeptieren.

Diese Personen sind jedoch unflexibel und können ihre Verhaltensweisen nur schwer verändern, weshalb die Auseinandersetzung mit der Psyche besonders wichtig und wirksam ist.

Fazit

Um den Diabetes zu verbessern, sollte in erster Linie die Ernährung umgestellt werden, sofern dies noch nicht geschehen ist.
Der Diabetiker weiß normalerweise, dass seine Erkrankung nicht zu heilen ist, sondern nur zu mildern.

Er kann das Auftreten von Folgeerkrankungen durch eine bewusste Ernährung hinauszögern. Es gilt nach wie vor: „Das was der Mensch isst, das ist er!“

Möglichst viele Stressfaktoren sollten beseitigt werden. Dazu bedarf es der Entwicklung von Strategien mit Hilfe des Therapeuten, eventuell vielleicht sogar eine berufliche Veränderung.

Das wichtigste Lebensmotto für die Betroffenen lautet: „Zuerst komme ich. Wenn ich gesund bin und es mir gut geht, dann kann ich auch für andere da sein.“

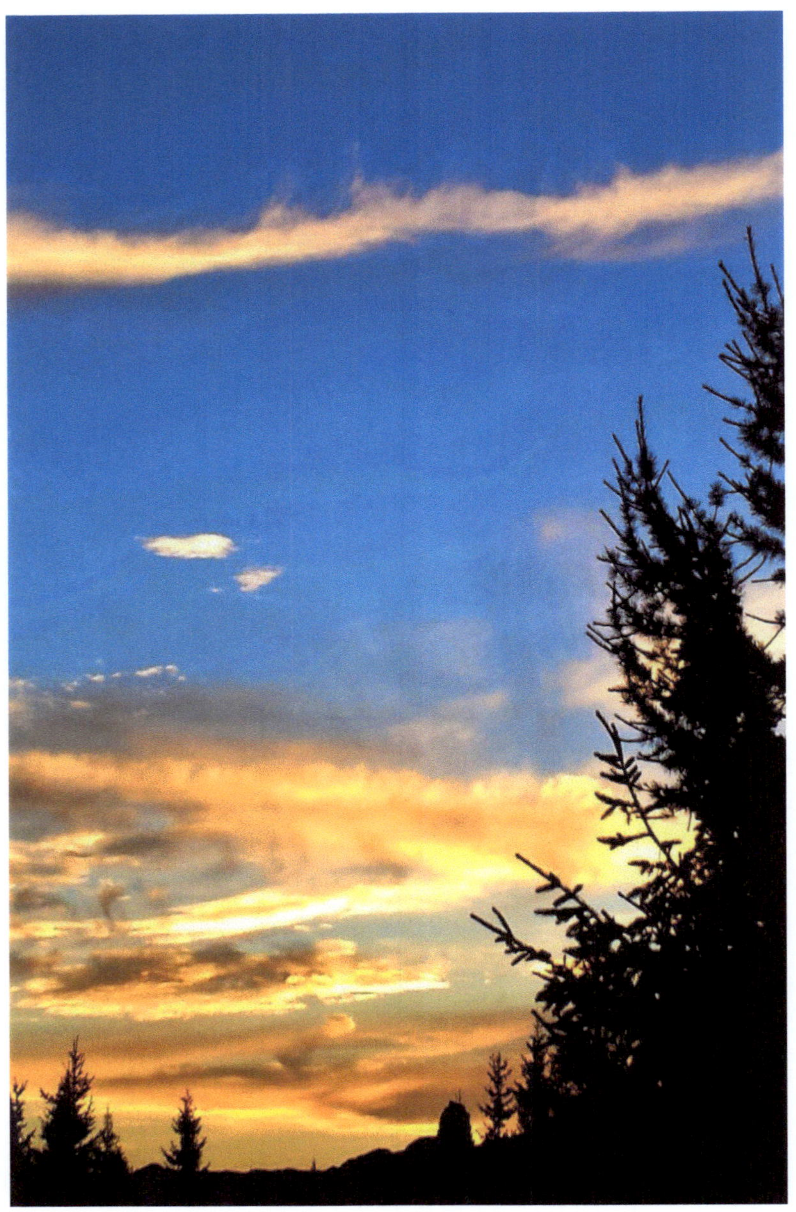

Gallebeschwerden

Sag mir, was plagt dich?

Seit wann läuft dir die Galle über,
was ärgert dich denn so?
Geht es nicht so wie du gedacht?
Wurde es einfach anders gemacht?
Du kannst es nur für dich verändern.
Tu nicht, was du nicht willst für dich.
Lebe nicht die Vorstellung der andern
sondern „lebe dich!“
Mach die Sorgen nicht zu deinen.
Denn diese sind es nicht.

Volksmund

Alles sinnlos in sich hinein stopfen
Gift und Galle spucken
Grün vor Eifersucht / Neid werden
Wie ein HB-Männchen in die Luft gehen
Jemand platzt gleich vor lauter Wut
Das Maß ist voll
Jemandem läuft die Galle über
Etwas stößt jemandem bitter auf
Steinreich sein

Pathogenese

Gallebeschwerden entstehen überwiegend durch das Vorhandensein von Gallensteinen (Cholelithiasis).

Dabei kommt es immer mal wieder bei den Betroffenen zu Beschwerden wie Übelkeit und Bauchschmerzen nach dem

Verzehr von Kaffee oder von fetten oder gebratenen Speisen. Dem geht in der Regel eine jahrelange Fehlernährung voraus.

Häufig sind die Auslöser dieser Beschwerden jedoch psychischer Natur. Die Betroffenen sind einem ständigen psychischen Druck ausgesetzt. Dazu zählen psychische Probleme oder Stress bzw. Mobbing am Arbeitsplatz oder zu Hause.

Kommt es zu einem Steinabgang aus der Gallenblase über den Gallengang (Ductus cysticus) entstehen die typischen Gallenkoliken mit Schmerzen im rechten Oberbauch, die in die rechte Schulter ausstrahlen können. Begleitend tritt eine Überempfindlichkeit an der Haut im Bereich direkt rechts neben den 6.-9. Brustwirbelkörpern auf.

Bleibt der Gallenstein im Gallengang hängen, kann es zu einer Gallenblasenentzündung (Cholezystitis) kommen. Als schwerwiegendste Komplikation eines Steinabganges kann es zu einer Bauchspeichelentzündung kommen, die im schlechtesten Fall tödlich enden kann.

In seltenen Fällen tritt eine Cholezystitis ohne Gallensteine auf. Nach größeren chirurgischen Eingriffen oder schweren Infektionserkrankungen, bei starken traumatischen Ereignissen, starken Verletzungen oder schweren Verbrennungen ist das Auftreten einer Gallenblasenentzündung möglich.

Therapie

Bei akuten Beschwerden helfen homöopathische oder pflanzliche Medikamente, warme Bauchwickel, Phototherapiepflaster und Schonkost.

Um das erneute Auftreten von Beschwerden zu verhindern, sollte die Ernährung dauerhaft verändert werden. Dabei ist es nicht mit dem Vermeiden fetthaltiger oder gebratener Speisen getan. Die Umstellung der Ernährung sollte tiefgreifender erfolgen.

Die Behandlung des Darms in Form einer Darmsanierung sollte hier ebenfalls durchgeführt werden.

Begleitend helfen Bewegung und sportliche Betätigungen. Mit dem Therapeuten sollten Stressbewältigungsstrategien erarbeitet werden. Ein ausgeglichener psychischer Zustand trägt im Wesentlichen zu einer Beruhigung der Symptome bei.

Noch vorhandene Gallensteine müssen nicht zwangsläufig Beschwerden verursachen. Oftmals erlangen die Betroffenen alleine durch die genannten Maßnahmen in einen symptomfreien Zustand.

Bei entsprechenden Belastungssituationen, wie erneuter Stress oder nach einem ausgiebigen Festmahl, können die Beschwerden jedoch jederzeit erneut auftreten.

Zeigen sich die Symptome immer wieder oder stärker, ist unter Umständen eine operative Entfernung der Gallenblase (Cholezystektomie) meistens in Form einer Bauchspiegelung (Laparoskopie) notwendig.

Eine akute Gallenblasenentzündung wird mit Schmerzmittel und Antibiotika behandelt.

Psychodynamik

Innerlich sind es sehr sensible und empfindsame Personen. Sie sind leicht zu verletzen und nahe am Wasser gebaut. Wenn die Galle nicht überläuft, laufen die Tränen.

Wegen ihres tiefsitzenden Minderwertigkeitsgefühls fällt es ihnen schwer, sich durchzusetzen. Um keine Auseinandersetzung zu provozieren geben sie lieber nach. Sie sagen ja, wenn sie nein meinen. Dadurch sind sie für ihr Umfeld sehr angenehm. Sie umsorgen ihre Mitmenschen.

Fehlendes Durchsetzungsvermögen gleichen sie durch Gefälligkeit aus.

Sie sind familienorientiert und haben ein Helfersyndrom. Durch ihre freundliche und zuvorkommende Art fällt nicht auf, dass sie immer Recht haben wollen.

Es sind Gefühlsmenschen und tragen ihr Herz auf der Zunge. Häufig erleben sie ein Wechselbad der Gefühle. Sie sind gesellig und wollen mit jedem „gut Freund“ sein. Ihre Kontaktfreudigkeit ermöglicht ihnen, ihre Mitmenschen gut motivieren zu können. Allerdings kann dies unter Umständen bis zum Manipulieren und Intrigieren führen.

Ihre Stimmung ist nach außen hin gut. Innerlich neigen sie zu Depressionen, die sie so gut wie möglich vor ihren Angehörigen verbergen.

Häufig fühlen sie sich nicht verstanden. Dies führt zum „Frustessen“. Da sie konstitutionell zur Fülle neigen, kann leicht ein Übergewicht entstehen.

Fazit

Die Beschwerden zwingen sie, sich mit ihrem Körper zu beschäftigen, auf die Ernährung zu achten, Stress zu vermeiden und – um einen neuen Anfall zu vermeiden – nein zu sagen. Dies fällt ihnen immer besonders schwer. Sie müssen lernen, sich für ihre Interessen und Bedürfnisse ein- und durchzusetzen.

Durch ihre Erkrankung entwickeln sie sich selbst gegenüber ein Verantwortungsbewusstsein.

Die Ernährungsumstellung ist nicht nur zum Vermeiden erneuter Beschwerden notwendig. Die Betroffenen müssen sich klar machen, dass sie ein falsches Essverhalten haben.

Das Gefühl mangelnder Zuneigung aus ihrem Umfeld muss, eventuell mit professioneller Hilfe, aufgearbeitet werden. Sie müssen sich ihren Angehörigen mitteilen und neue Wege der Kommunikation mit ihrem Umfeld erlernen.

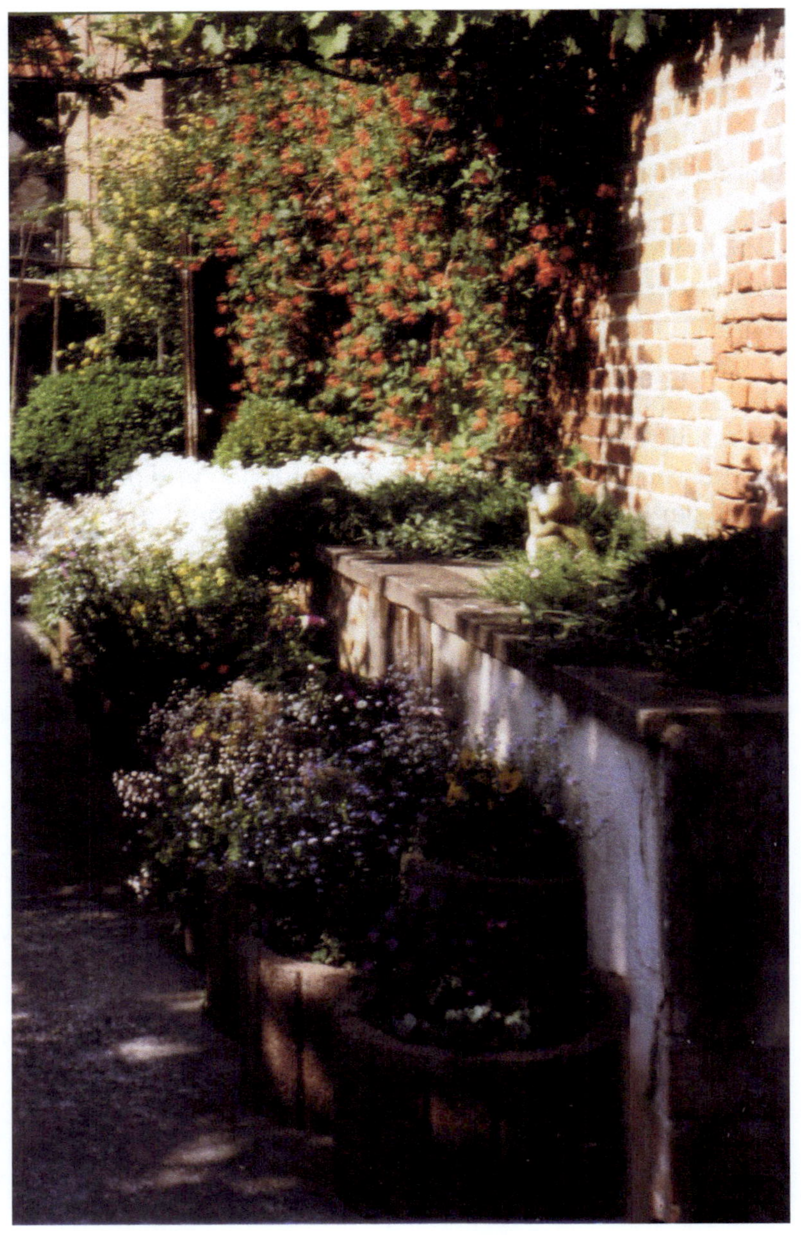

Leberbeschwerden

Sag mir, was plagt dich?

Ganz gelb geworden ist dein Gesicht,
bist auch so matt und müde.
Ist dir schlecht und auch noch übel?
Wann geht dir endlich auf ein Licht?
Wo ist die Energie geblieben?
Brauchst dich ganz auf und deine Kraft
für die Probleme anderer.
Dein Mitleid hilft der Leber nicht.
Lass los, regeneriere dich,
damit du leicht dein Leben schaffst.

Volksmund

Total ausgepowert sein
Gegen den Strom schwimmen
Keine Reserven mehr haben
Energielos ein
Die Batterie ist aufgebraucht
Gegen Windmühlen ankämpfen
Schaum schlagen
Jemandem läuft eine Laus über die Leber
Sich ganz schön wichtig nehmen

Pathogenese

Die häufigste Lebererkrankung ist die Fettleber.

Bekannte Ursachen sind Alkoholmissbrauch und die Einwirkung von anderen leberschädigenden Substanzen wie Medikamente (z.B. Tetrazykline, Cortison, Pilzgifte, Tetrachlorkohlenstoff usw.), unter anderem auch Diabetes mellitus und Fehlernährung.

Durch die entstehende Lebervergrößerung kann es zu einem Druck im rechten Oberbauch kommen.

Leberentzündungen entstehen vor allem durch Infektionen mit Hepatitis-Viren.
Es kommt zu einem schleichenden Beginn mit ausgesprochenem Krankheitsgefühl,

- Magen-Darm-Beschwerden,
- Gelenkbeschwerden,
- Übelkeit,
- Appetitlosigkeit und
- Widerwillen gegen bestimmte Speisen und Getränke,
- Unwohlsein,
- Abgeschlagenheit und mäßiges Fieber.
- Später tritt eine Gelbsucht auf, begleitet von Juckreiz,
- Leberschwellung evtl.
- Milzschwellung,
- flüchtiger Hautausschlag und einem
- langsamen Puls.

Die Krankheitsdauer beträgt ca. 12 Wochen (mit starken Schwankungen). Das ist ein schweres Krankheitsbild. Chronische Verläufe führen zu dauerhaften Schäden an der Leber.

Therapie

Schulmedizinisch werden starke Medikamente zur Eindämmung der Virusinfektion verabreicht. Eine Therapie der Fettleber ist mit konventionellen Maßnahmen nicht möglich.

Eine Ernährungsumstellung ist bei Lebererkrankungen zwingend notwendig.

Naturheilkundlich gehört dazu ebenfalls eine Darmflorasanierung, um die Verdauung und Nährstoffaufnahme zu verbessern.

Generell erfolgt die Therapie mit Nahrungsergänzungsprodukten, homöopathischen Medikamenten und pflanzlichen Arzneimitteln. Vor allem die Mariendistel wirkt sehr positiv auf die Leber ein. Eine Enzymtherapie wirkt einer Entzündung entgegen und hat einen positiven Einfluss auf das Blut.

Phototherapiepflaster sind eine wertvolle Ergänzung.

Psychodynamik

Im Allgemeinen handelt es sich um Personen, die sich sehr erfahren vorkommen und sich außerordentlich wichtig nehmen. Sie denken, dass ihr Umfeld sie braucht und ohne sie nichts geht. Dadurch ziehen sie die Aufmerksamkeit auf sich.

Teilweise sind sie sehr starr und cholerisch, dann wieder zu nachgiebig, inkonsequent, lassen sich unterdrücken und haben kein Durchhaltevermögen.

Mit ihrer Fürsorge versuchen sie im Gegenzug ihre Umgebung zu tyrannisieren und drücken den Partnern ihre Meinung auf.

Ihre Ratschläge sind gut gemeint, jedoch meistens nicht gefragt.

Durch ihre ständige Fürsorge und Anteilnahme verbrauchen sie ihre eigenen Energiereserven. Dadurch neigen sie zu Depressionen und psychischen Erkrankungen. Sie können himmelhoch jauchend und zu Tode betrübt reagieren.

Sie kommen oft nicht zurecht und flüchten sich, als Ersatz für Zuwendung und Liebe in Alkohol, Medikamente oder Süßigkeiten.

Wenn es ihnen nicht so gut geht, kümmern sich jedoch die Familienangehörigen oft rührend um sie. Das gibt ihnen Mut und tut ihnen gut. Sie fühlen sich dadurch in ihrem Verhalten bestätigt, denn dieses trägt jetzt Früchte.

Sie sind sehr schwer zu beeinflussen und beharren wider besseren Wissens auf ihren Standpunkten.

Fazit

Wichtig ist, dass der Betroffene beginnt, sich zunächst um sich selbst zu kümmern und dann erst um andere. Er muss lernen, mit den eigenen Energien besser umzugehen und zu haushalten.

Das Erlernen von Stressbewältigungsstrategien und ein anderer Umgang mit den Erwartungen aus dem Umfeld dienen ebenfalls der Schonung der eigenen Energiereserven.

Die Betroffenen sollten innerlich mehr Abstand zu ihrer Umwelt schaffen.

Der schonende Umgang mit den eigenen Energien macht die Betroffenen ruhiger und ausgeglichener. Die Stimmungsschwankungen und psychische Erkrankungen wie die Depression treten weniger ausgeprägt auf.

Vorhandenes Suchtverhalten erfordert eine konsequente Therapie. Diese verlangt viel Disziplin und Durchhaltevermögen vom Betroffenen.

Eine Lebererkrankung ist heilbar. Das erfordert jedoch Ausdauer. Ein gesundes und ausgeglichenes Leben ist der Lohn.

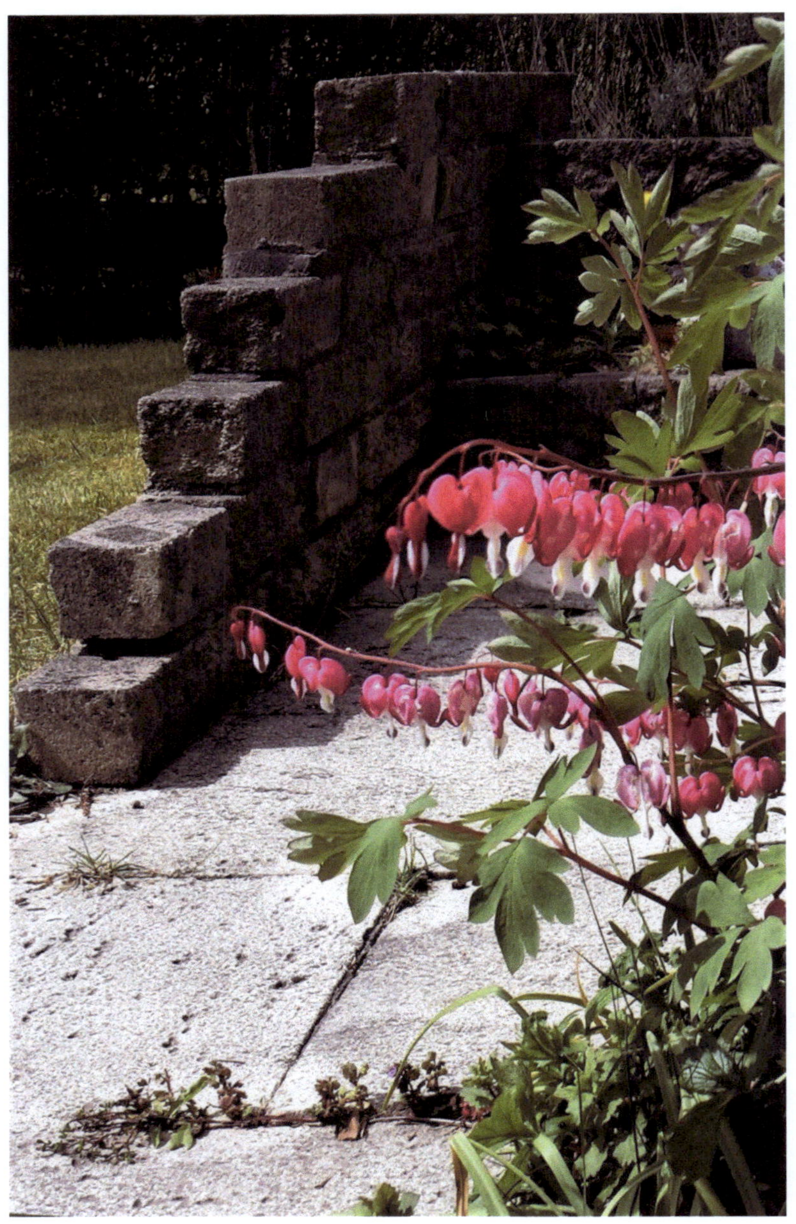

Magenbeschwerden

Sag mir, was plagt dich?

Gib endlich Ruh,
lass los den Stress!
Es rebelliert der Magen.
Verändern musst du dich.
Mach dir bewusst:
Du brauchst den Stress nicht zu ertragen,
denn dann beruhigt er sich auch -
der Magen.

Volksmund

Es braucht seine Zeit, bis etwas verdaut ist
Das ist ganz schön auf den Magen geschlagen
Jetzt kommt alles hoch - es ist zum „Kotzen"
Etwas liegt wie ein Stein im Magen
Das stößt sauer auf
Etwas ist schwer verdaulich

Pathogenese

Die häufigsten Magenbeschwerden treten in Form einer Gastritis auf. Meistens als chronischer Verlauf in Folge von langanhaltendem Stress oder einer Infektion mit Helicobacter pylori.

Die Beschwerden sind:

- Völlegefühl,
- Magenschmerzen, besonders nach Nahrungsaufnahme,
- Übelkeit,
- Appetitlosigkeit und
- Erbrechen.

Bei einer erosiven Gastritis kommt es zusätzlich zu chronischen oder akuten Magenblutungen.

Bei einer durch Helicobacter pylori hervorgerufenen Gastritis kann sich in der Folge ein Magenkarzinom entwickeln. Eine Therapie ist hier auf jeden Fall notwendig. Eine entsprechende Blut- bzw. Stuhluntersuchung bringt die diagnostische Sicherheit. Aufgrund des Übertragungsweges sollten dabei die engeren Familienmitglieder ebenfalls untersucht werden.

Eine akute Gastritis tritt häufig bei schwersten Stresssituationen auf, z.B. nach starken Verbrennungen, einem schweren Trauma, Versagen mehrerer Organe oder Vergiftungen.

Therapie

Das Wichtigste ist eine ausgewogene und angepasste Ernährungsweise. Kleinere und häufigere Nahrungsaufnahmen belasten den Magen nicht so sehr. Alkohol, Kaffee und Nikotin sollten gänzlich vermieden werden.

Eine Überprüfung der Medikation ist notwendig, um magenbelastende Arzneimittel zu ersetzen bzw. zu reduzieren.

Der Betroffene sollte öfters mal eine Ruhepause einlegen. Ein effektives Stressmanagement ist gefragt. Dabei lernt derjenige Stress zu vermeiden und mit Stress auf andere Art umzugehen. Dadurch wird ein Gleichgewicht zwischen Anforderung und Leistungsfähigkeit erreicht. So kann eine chronische Überforderung verhindert werden.

Die Infektion mit Helicobacter pyloris wird in der Regel mit einem Antibiotikum behandelt. Alternativ habe ich gute Erfahrungen mit Colostrum gemacht. Dieses muss dann jedoch über mehrere Monate eingenommen werden.

Auf jeden Fall sollte eine Sanierung der Darmflora mit einem probiotischen Medikament erfolgen. Besonders auch, weil nach einer antibiotischen Behandlung einer Helicobacter pylori-Infektion die Darmflora geschädigt wurde.

Psychodynamik

Personen mit Magenerkrankungen sind Familienmenschen.

Es fehlt ihnen die innere Ruhe und Ausgeglichenheit. Ständig sind sie mit irgendetwas beschäftigt. Sie fühlen sich angetrieben und sind immer in Bewegung.

Trotz ihrer Unruhe sind sie gern phlegmatisch und träge, wenn es um eine Veränderung ihrer Lebensumstände geht. Ihnen sind, wie den meisten Menschen, ihre Gewohnheiten lieb. Sie verändern diese trotz besseren Wissens nur schwer.

Sie lassen sich nicht belehren und wissen alles besser. Wenn es nicht so ist, wollen sie es nicht wahrhaben. Sie stecken gern den Kopf in den Sand.

Sie lernen und reifen nur durch leidvolle Erfahrungen.

Sie trinken gern Alkohol und Rauchen als Ersatzbefriedigung. Ihren Zuwendungsverlust gleichen sie durch Alkohol-, Kaffee-, Süßigkeits- und Zigarettengenuss aus.

Diese Personen empfinden sich als Genießer.

Der Verlust von vertrauten Menschen ist für sie schwer verdaulich.

Allgemein sind sie gesund und sehr widerstandsfähig. Sie leben für sich und in ihrer Welt.

Fazit

Oberste Devise für sie sollte lauten: Alles ruhiger und sanfter angehen, denn es läuft nichts weg. Niemand anderes erledigt für einen Dinge, die man zu tun hat.

Sie sollten mehr auf dem Standpunkt stehen: Nichts festhalten. Alles kann kommen und gehen, so wie der Weltenlauf.

Meditation ist für die Betroffenen eine Möglichkeit, den täglichen Anspannungen gerecht zu werden, zu sich zu kommen, sich eine Auszeit nehmen.

Wichtig ist, dass sie in sich gehen und lernen, mal einen Moment still zu halten und durchzuatmen, bevor man sich wieder in den „Trubel" stürzt.

Bewegung erzeugt bei ihnen ein gutes, gesundes Körpergefühl.

Neue Erfahrungen und positive Erlebnisse wirken sich günstig auf die Psyche der betroffenen Person aus. Ihre Ausstrahlung verändert sich. Dies bewirkt wiederum positive Reaktionen aus der Umwelt. Der vorher gestresste Mensch wirkt jetzt mit sich vereint.

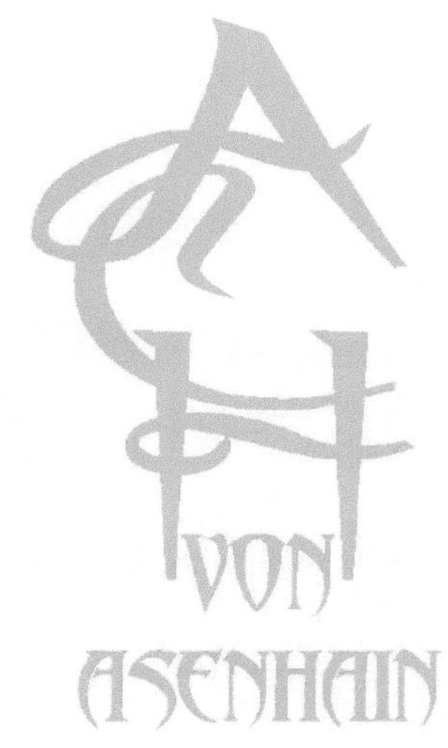
VON
ASENHAIN

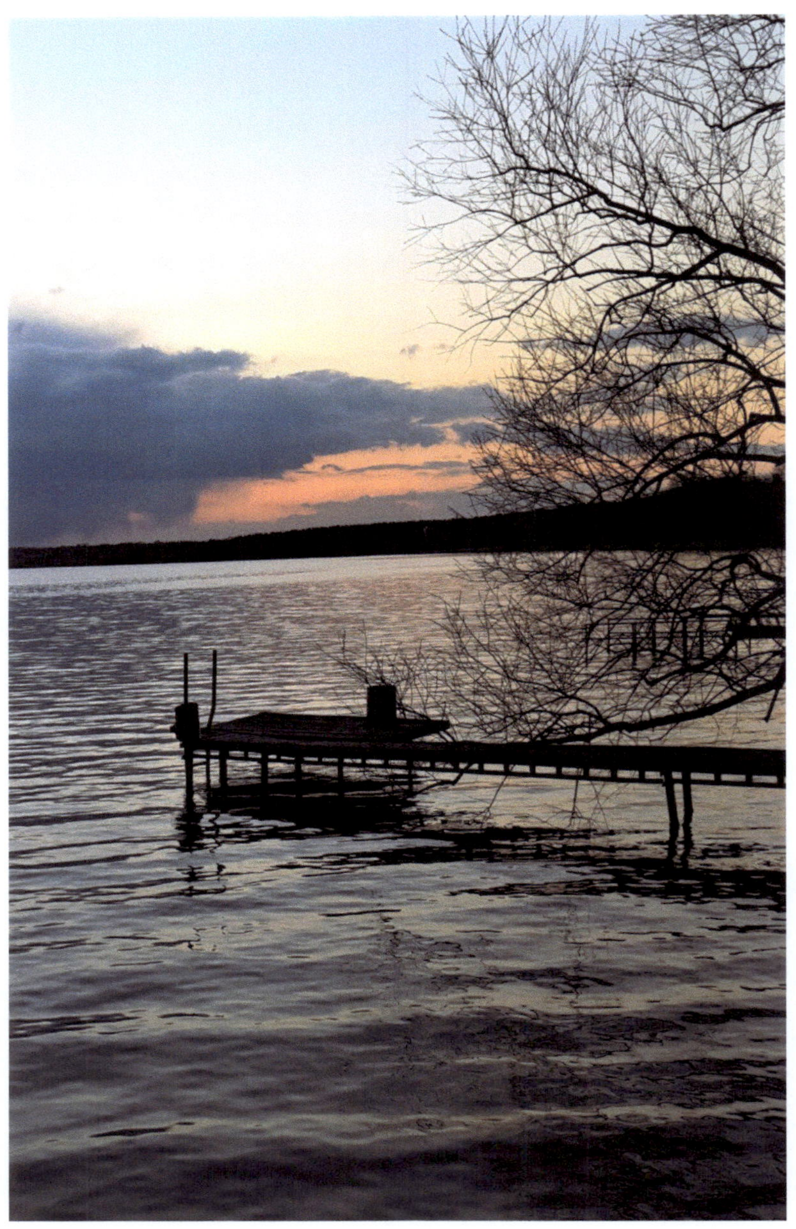

Nierenerkrankung

Sag mir, was plagt dich?

Was ist mit deinen Nieren los,
sind sie wie eine Faust so groß?
Lass dich nicht treffen, weiche aus.
Dein Partner hat Probleme.
Mach nicht die deinen draus.

Volksmund

Das Wasser steht jemandem bis zum Hals
Etwas auf Herz und Nieren prüfen
Etwas geht jemandem ganz schön an die Nieren
Jemand ertrinkt in seinen Problemen

Pathogenese

Das bei weitem am häufigsten auftretende Symptom in meiner Praxis ist Eiweiß im Urin. Dies verursacht bis auf eine gewisse Müdigkeit, Konzentrationsschwäche und leichte Leistungsminderung keinerlei weitere Beschwerden.

Im weiteren Verlauf, wenn keine Therapie erfolgt, tritt eine Schwächung der Nierenfunktion auf. Diese ist allerdings in der Regel im Labor oder mit anderweitigen diagnostischen Möglichkeiten nicht nachweisbar. Als Folge der „Nierenschwäche" ist die Entgiftungsfähigkeit des Körpers verringert.

Selten kommt es zu nachweisbaren Einschränkungen der Nierenfunktion (Niereninsuffizienz). Im schwersten Fall münden diese in ein Nierenversagen.

Dabei treten eine starke Müdigkeit, häufiges Wasserlassen, Wasseransammlungen im Körper, Kopfschmerzen, Juckreiz, Blutarmut und Bluthochdruck neben vielen weiteren Beschwerden auf.

Therapie

Bei einer Niereninsuffizienz erfolgt eine medikamentöse Therapie. In späteren Stadien wird die Dialyse notwendig und in letzter Konsequenz eine Nierentransplantation.

Die naturheilkundliche Domäne sind die früheren Stadien von Nierenerkrankungen: Eiweiß im Urin bis hin zu beginnender Niereninsuffizienz.

Dabei kommen verschiedenste Therapien zum Einsatz: Tees, pflanzliche Arzneimittel genauso wie Spurenelemente, Vitamine, Mineralstoffe, Aminosäuren, anregende und ausleitende Medikamente sowie homöopathische Arzneimittel. Eine Behandlung mit Farblicht oder Phototherapiepflaster unterstützt die Heilung. Injektionen in die Akupunkturpunkte oder Infusionen ergänzen das Spektrum.

Gute Ergebnisse erziele ich, wenn die Betroffenen auf sämtliche Milcheiweißprodukte verzichten.

Psychodynamik

Da es sich hier um ein paariges Organ handelt, geht es um partnerschaftliche Probleme. Dies können Ehe- oder Lebenspartner sein, jedoch auch Geschwister, Kinder, Berufskollegen oder Chefs usw.

Die Betroffenen sind treu. Mit dem Partner an ihrer Seite stehen sie alle Situationen gemeinsam durch. Sie könnten

auf dem Standpunkt stehen: Lieber eine schlechte Partnerschaft als keine.
Sie können ihre Vorstellung, die sie von Partnerschaft haben, nicht loslassen. In der Folge fällt es ihnen schwer, die Realität, die nicht ihren Vorstellungen entspricht, zu akzeptieren. Da sie versuchen, den Partner nach ihren Vorstellungen zu formen und dies nicht gelingt, kommt es häufig zu Konflikten

Auf diese Art und Weise verbrauchen sie ihre ganze Energie. Sie sind schnell erschöpft. Sie wollen keine Streitigkeiten und Auseinandersetzungen. Um diesen auszuweichen, geben sie nach. Irgendwann resignieren sie. Da jedoch die Akzeptanz fehlt, kommt es im Laufe der Zeit zu körperlichen Symptomen.

Normalerweise ist eine Nierenerkrankung chronisch. Sie geht oft unbemerkt über Jahre. Die Fehleinstellung zur Partnerschaft hat sich gefestigt. Dem Betroffenen fällt es schwer, seinen Standpunkt zu verlassen und sein Leben zu verändern.

Wenn ein Partner aus ihrem Leben scheidet, können sie nur schwer loslassen. Emotional bleiben sie an diesem lange Zeit hängen und trauern sehr lange um ihn.

Nur eine erneute und positive Begegnung mit einem anderen Partner kann sie aus dieser Trauer reißen und sie können wieder erneut anfangen „zu leben“.

Bei den Betroffenen hat man den Eindruck, dass sie nicht Fisch und nicht Fleisch sind. Die Haut scheint etwas wässrig und durchscheinend mit wenig Tonus, Dynamik und Spannung.

Fazit

Wenn der Partner verstorben ist, müssen sie lernen loszulassen. Für den Zurückgebliebenen geht das Leben weiter. Durch das Loslassen wird der Betroffene frei und kann sich wieder auf seine Zukunft freuen.

Für sie ist die Einstellung „Das eigene Leben leben und andere leben lassen“ das Wichtigste.

Akzeptanz ist für die Betroffenen das Schlüsselwort: Akzeptanz der Menschen um sie herum, Akzeptanz ihrer Lebenssituation und Akzeptanz ihrer eigenen Schwächen. Dadurch verschwinden alle zwischenmenschlichen Spannungen aus ihrem Leben. Sie werden ruhiger und ausgeglichener.

Die schönen Dinge des Lebens nehmen sie plötzlich war und können diese häufiger und intensiver erleben.

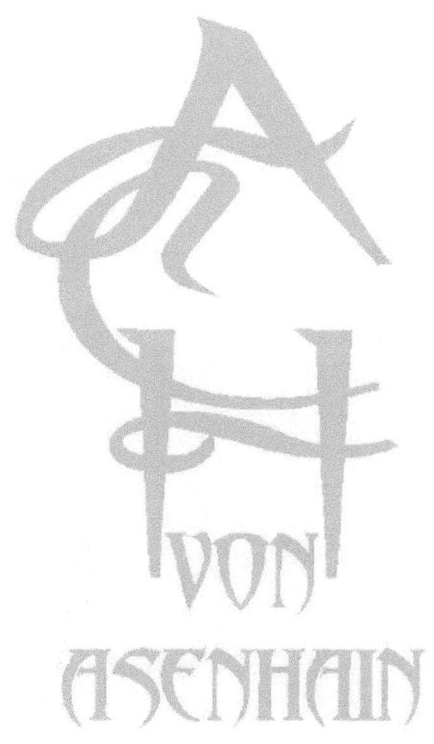
VON
ASENHAIN

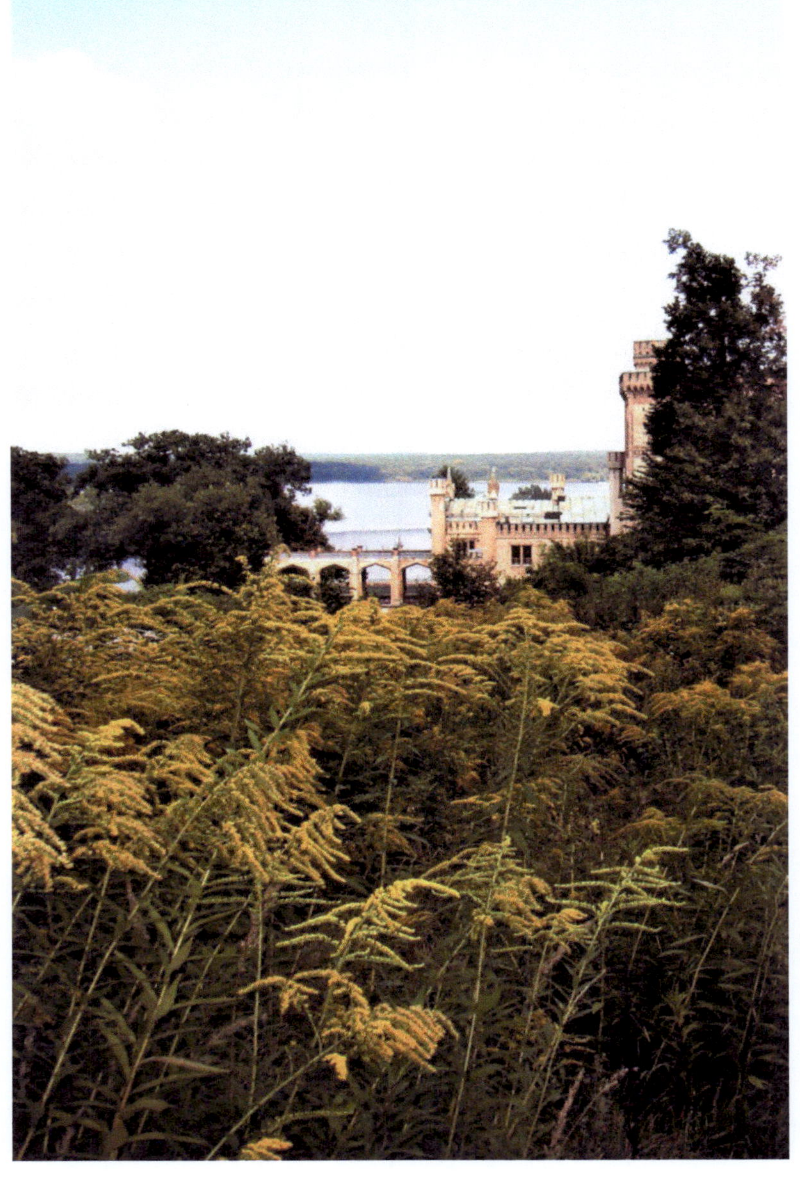

Blasenentzündung

Sag mir, was plagt dich?

Es brennt und lodert deine Blase,
es nährt dein Frust sich immer noch.
Du kannst dir einfach nicht verzeihen.
drandenken macht dich ganz verrückt.
Lass endlich das Vergangene los.
Mach Schluss mit dem Konflikt.
Unendlich weit, lang ist es her,
vergiss es nun und akzeptier!

Volksmund

Eine Situation läuft aus dem Ruder
Etwas kann nicht mehr gehalten werden
Jemand ist nahe am Wasser gebaut
Es ist nicht mehr zu beeinflussen
Etwas drängt nach außen
Loslassen und akzeptieren wollen ist schmerzhaft
Das Fass ist zum Überlaufen voll

Pathogenese

Eine Blasenentzündung (Cystitis) ist verbunden mit einem, beim Wasserlassen plötzlich auftretenden Schmerz. Die Schmerzempfindung ist schneidend und brennend.

Aus Angst vor dem Auftreten des Schmerzes trinken die Betroffenen weniger. Dadurch konzentriert sich der Urin und dies wiederum verstärkt die Beschwerden. Es ist allgemein bekannt, dass gerade in dieser Situation viel getrunken werden sollte, um eine Linderung der Schmerzen zu erreichen.

Bei der Urinuntersuchung werden in der Regel Nitrit, Eiweiß, Blut und weiße Blutkörperchen nachgewiesen. Begleitend tritt oftmals eine allgemeine Abwehrschwäche und rasche Ermüdbarkeit auf. Blasenentzündungen sind in den allermeisten Fällen durch bakterielle Infektionen verursacht.

Alle Faktoren, die zu einer Schwächung des Abwehrsystems führen erhöhen das Risiko, durch Bakterieneinwanderung in den Urin eine Blasenentzündung zu bekommen. Dies können seelische Faktoren sein, Stress, Grunderkrankungen wie Diabetes, bestimmte Medikamente, Antibabypille usw.

Hormonelle Schwankungen, wie zum Beispiel eine Schwangerschaft, Östrogenmangel oder Geschlechtsverkehr können ebenfalls eine Blasenentzündung hervorrufen.

Am häufigsten werden Blasenentzündungen durch das Bakterium Escherichia coli verursacht. Diese Bakterien sind wichtig für die Darmflora und einer gesunden Darmfunktion.

Die Bakterien gelangen leichter in den Urin, wenn der Po nach dem Stuhlgang von hinten nach vorn gesäubert wird. Dadurch werden die Bakterien an den Blasenausgang getragen und wandern hoch in die Blase und Nieren. Eine Blasenentzündung oder in schweren Fällen eine Nierenbeckenentzündung können die Folge sein.

In späteren Jahren kommt es nicht zur vollständigen Blasenentleerung aufgrund der im Alter auftretenden Bindegewebsschwäche. Es können auch mechanische Ursachen vorliegen, wie zum Beispiel Reizungen der Blase, durch einen Dauerkatheter oder nach einer Blasenspiegelung.

Blasenentzündungen treten vor allem bei Frauen auf. Männer sind nur sehr selten davon betroffen.

Therapie

Sind nur wenige Bakterien im Urin nachweisbar oder zu Beginn einer Blasenentzündung, kann die Therapie zunächst rein naturheilkundlich erfolgen.

Nieren- und Blasentees sind das Mittel der Wahl. Sie enthalten verschiedene Heilpflanzen wie Bärentraubenblätter, Goldrute, Kresse, Schachtelhalm, Sonnenhut usw., die die Nierenfunktion anregen und entzündungshemmend wirken. Teilweise liegt eine milde antibiotische Wirkung vor.

Begleitend sollten 2-3 Liter Wasser oder Tee getrunken werden. Die Bakterien werden rasch ausgeschwemmt.

Warme Sitzbäder oder feuchtwarme Umschläge im Blasenbereich können die Beschwerden lindern, weil sie die glatte Muskulatur der Blase entspannen und so die Schmerzen abschwächen. Injektionen mit naturheilkundlichen Stoffen in die Akupunkturpunkte bringen eine rasche Besserung.

Bei stärkerem Bakterienbefall oder Versagen der naturheilkundlichen Mittel muss zu einem Antibiotikum gegriffen werden.
Eine unbehandelte Blasenentzündung während der Schwangerschaft kann zu einer vorzeitigen Geburt des Kindes führen.

Gleichzeitig sollte das Abwehrsystem dauerhaft gestärkt und stabilisiert werden. Deshalb ist es notwendig, die Darmflora zu sanieren. Besonders bei Patienten, die aufgrund wiederholt auftretender Blasenentzündungen bereits häufiger Antibiotikabehandlungen hatten.

Psychodynamik

Die Betroffenen sind Persönlichkeiten, die gerne Entscheidungen anderen überlassen. Dem (Ehe-)Partner oder den Eltern. Das ist für sie bequem. Sie fühlen sich dadurch weder unterdrückt noch bevormundet. Es ist für sie angenehm. Und die Entscheidungen der Anderen sind in den meisten Fällen so, dass sie damit gut leben können.

Sie haben ein sehr enges Verhältnis zu ihren Eltern. Sie verehren und achten sie, denn es sind Menschen, die es gut mit dem Betroffenen meint.
Irgendwann sind sie durch eine Vielzahl an kleinen Entscheidungen in einer Lebenssituation gefangen, die für sie nicht passt und die sie so nicht akzeptieren können.

Es fehlt häufig der Mut, sich für den eigenen Weg zu entscheiden, den sie gern gehen möchten und der ganz tief in ihnen verborgen ist. Sich aus vertrauten Verhaltensmustern zu lösen, fällt ihnen sehr schwer.

Sie resignieren, weil ihr Leben so ist wie es ist. Gerne würden sie jedoch einige Entscheidungen im Nachhinein selbst und anders treffen.
Eine Akzeptanz ihrer Entscheidungsunfähigkeit und der für sie falsch getroffenen Entscheidungen ist für sie nicht möglich.
Akzeptanz bedeutet, die eigenen Fehler und die Fehlentscheidungen der Vergangenheit zu bejahen. Eine Situation

so nehmen, wie sie war und ist, selbst wenn sie dem Betroffenen nicht gefällt und er sie jetzt gern anders hätte. Durch Akzeptanz entfällt der Konflikt und somit bekommt der Betroffene auch keine Blasenentzündung.

Resignation führt zu einem Konflikt zwischen Unzufriedenheit mit der momentanen Situation und der Unfähigkeit, die Situation zu verändern. Dieser Konflikt zieht dann eine bzw. häufig wiederkehrende Blasenentzündungen nach sich.

Frauen zählen aufgrund traditioneller Verhaltensmechanismen häufiger zu den Betroffenen.

Fazit

Der Unterschied zwischen Resignation und Akzeptanz muss den Betroffenen deutlich gemacht werden. Erst auf dieser Basis können sie beginnen, eigene Entscheidungen zu treffen. Sie sind dann nicht mehr in ihrer Mutlosigkeit gefangen.

Durch eine Aufarbeitung vergangener Entscheidungen können sie dann für sich klären, inwieweit sie sich ihr Leben anders vorgestellt haben. Und danach kann er Entscheidungen für die Zukunft treffen, um seinem gewünschten Leben so nahe wie möglich zu kommen.

Das stärkt das Selbstbewusstsein.

Ein sich selbst gegenüber bewusstes und verantwortungsvolles Leben kann jetzt beginnen. Es ist nicht leichter für den Betroffenen, aber gesünder.

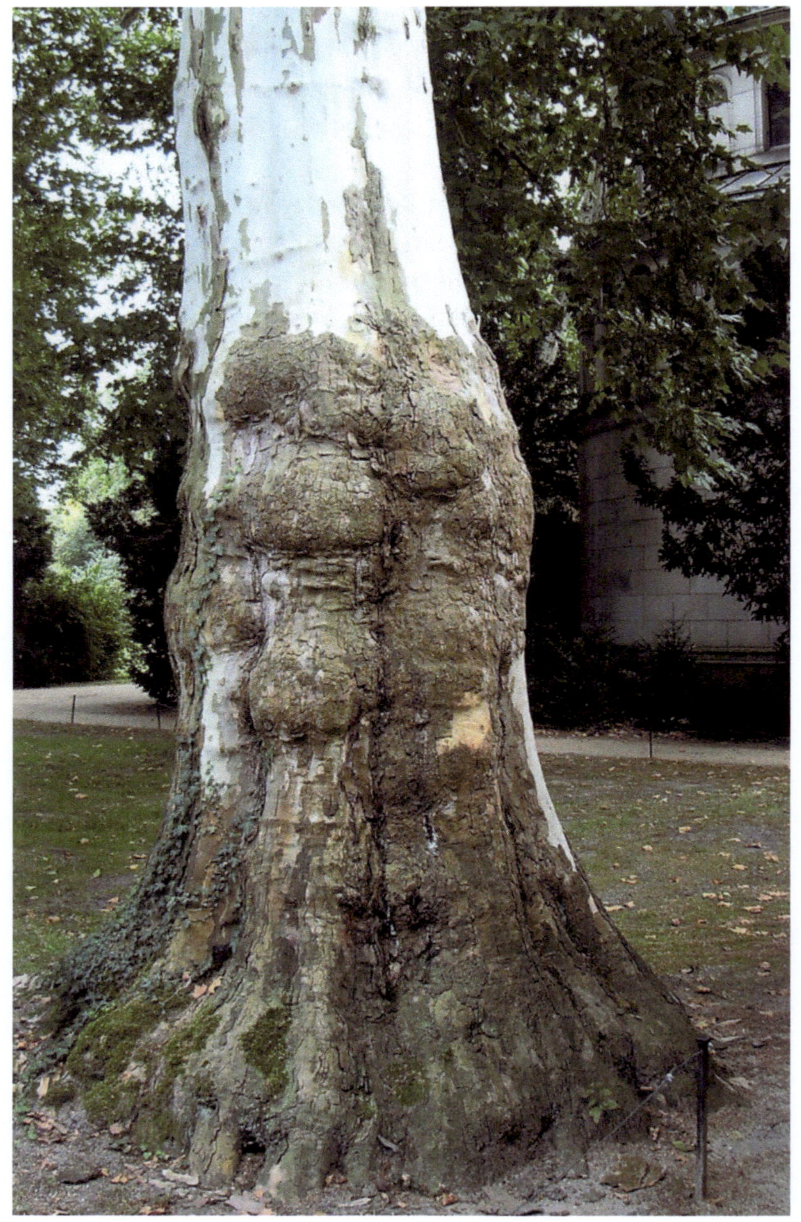

Krebserkrankungen

Sag mir, was plagt dich?

Seit wann hast du denn Krebs?
Warst ständig nur für andre da.
Jetzt zwingt die Krankheit dich zu sich.
Mitleid mit dir, das bringt dir nichts,
du bist jetzt an der Reihe.
Schon fast zu spät, verändere dich.
Lass los und fange endlich an
dich einfach mal zu lieben.
Sei da, für dich nun ganz allein
dann wird dein Leben wieder fein.

Volksmund

Jemand ist fix und fertig
Total am Ende sein
Sich kaputt machen für nichts und wieder nichts
Sich für die anderen aufopfern
Für jemanden kommt jede Hilfe zu spät
Schuften bis zum Umfallen
Man findet keine Ruhe mehr
Sich von morgens bis abends um alles kümmern
Sich unentbehrlich fühlen

Pathogenese

Krebserkrankungen (bösartige Tumoren) können jedes Organ betreffen. Die Bedeutungen der einzelnen Organe sind in den jeweiligen Kapiteln zu finden.

Die Ursachen und Auslöser für die Entstehung einer Krebserkrankung sind vielfältig:

- genetische Komponenten,
- chemische Substanzen (z.B. Rauchen, Einatmen von Dämpfen, Pestizide in Lebensmitteln),
- Strahlenbelastungen (z.B. Sonne, Radioaktivität),
- virale Infektionen,
- hormonelle Einflüsse usw.

Krebszellen entstehen in jedem von uns tagtäglich. Diese werden im Normalfall durch unser Immunsystem erkannt und beseitigt.

Krebs als Erkrankung entsteht in dem Moment, in dem mehr Krebszellen entstehen als unser Immunsystem beseitigen kann. Die Grenze unserer Selbstheilung ist erreicht. Dieser Zeitpunkt ist individuell verschieden und hängt davon ab, wie viele Krebszellen anfallen und wie fit unser Immunsystem ist.

Durch die oben aufgeführten Faktoren wächst die tägliche Menge an Krebszellen und/oder das Immunsystem wird geschwächt.

Das bedeutet, dass prinzipiell jeder Mensch an Krebs erkranken kann. Das Entscheidende dabei ist, möglichst wenigen Auslösern ausgesetzt zu sein (das lässt sich nur leider nicht immer vermeiden) und alles zu tun, um das Immunsystem gesund und stark zu erhalten. Alle Dinge, die unser Abwehrsystem schwächen sollten wir vermeiden.

Sicher ist, dass eine schlechte psychische Verfassung, hervorgerufen durch Stress, ein Trauma oder einen Unfall, eine allgemein ungesunde Lebensweise, Krankheiten, Sorgen und

Kummer, Medikamente usw. sich negativ auf unser Immunsystem auswirken und damit die Entwicklung einer Krebserkrankung unterstützen.

Der Brustkrebs (Mamma-Carcinom) ist die häufigste Krebsdiagnose, die bei den Frauen festgestellt wird. Ganz selten tritt der Brustkrebs beim Mann auf.

Bemerkbar macht sich die Erkrankung durch einen derben, unter Umständen schmerzhaften Knoten, Schwellungen, Verhärtungen, Grobporigkeit und offene Stellen an der Brust und Einziehung der Brustwarze.

Der häufigste bösartige Tumor bei den Männern ist der Darmkrebs. Dieser ist in den Anfangsstadien meist symptomlos. Die beste Möglichkeit, Darmkrebs frühzeitig festzustellen ist eine Darmspiegelung.

Therapie

Neben der klassischen Therapie durch Operation, Bestrahlung oder Chemotherapie gibt es eine ganze Reihe an begleitenden und ergänzenden Maßnahmen aus dem naturheilkundlichen Behandlungsspektrum.

Mit eine der wichtigsten Eckpfeiler der naturheilkundlichen Therapie sind eine Analyse der Ernährungsgewohnheiten und eine nachfolgende Veränderung der Ernährungsweise.

Medikamentös gibt es eine Vielzahl naturheilkundlicher Mittel wie die Misteltherapie oder Enzymtherapie, Therapie mit Mineralstoffen, hochdosiertem Vitamin C und anderen Vitaminen.

Über die für jeden einzelnen Betroffenen passende Maßnahmen muss individuell entschieden werden.

Psychodynamik

Nach außen scheinen sie unabhängig und dynamisch zu sein, im Innern sind sie jedoch sehr familiär und umsorgend. Die Betroffenen kümmern sich um ihre Familienangehörigen und nehmen ihnen so viel wie möglich ab. Sie leben und leiden mit ihnen.

Sie schaffen ein gemütliches und schönes Zuhause, sind gute Mütter und Väter, da sie immer und stets für die Familie da sind. Sie können nicht nein sagen, wenn sie jemand um einen Gefallen bittet. Immer stellen sich selbst ganz, ganz hinten an und opfern sich für ihre Familie auf. Sie fühlen sich einsam und allein ohne ihre Partner.

Für die Umgebung ist es unfassbar, dass ein solch liebenswerter Mensch, der nur für andere da ist, so eine Krankheit bekommen kann.

Brustkrebs hat eine zusätzliche Komponente in der Psychodynamik.

Die betroffenen Frauen hätten es gern, wenn sich der Partner mehr um sie kümmern und ihre Sorgen mit ihnen teilen würde. Doch aufgrund ihrer Persönlichkeitsstruktur können sie diese Wünsche dem Partner gegenüber nicht ausdrücken. Deshalb wissen die Partner oft nicht, was ihre Partnerinnen bewegt. Die Frauen fühlen sich allein gelassen und unverstanden.

Ihre Kinder können sie nicht abnabeln. Ihr Mutterinstinkt ist so stark, dass sie ihre Kinder nicht loslassen können.

Das Verhältnis zu ihren Partnern ähnelt häufig dem zu ihren Kindern. Viele Partner finden dies lästig und distanzieren sich innerlich. Sie wollen eine Frau und keinen Muttterersatz.

Fazit

Gespräche müssen unbedingt geführt werden. Es gilt, den Erkrankten aus der Verzweiflung und Hoffnungslosigkeit zu helfen. Besonders schlimm ist es natürlich, wenn diese noch jung sind und Kleinkinder zu versorgen haben.

Bei vielen Betroffenen hat sich gezeigt, dass eine Veränderung ihres Umfeldes sich positiv auf ihre Gesundung auswirkt. Das kann ein Jobwechsel, ein Wechsel des Wohnorts oder die Klärung von familiären Verhältnissen sein. In jedem Fall muss die Seele „aufgeräumt und entrümpelt“ werden.

Die Krebserkrankung weist zwingend darauf hin, dass es allerhöchste Zeit ist, sich auf sich selbst zu konzentrieren. Die Betroffenen müssen sich die Frage stellen, was sie eigentlich für sich möchten. Was ihre Wünsche und ihre Träume sind. Und ob ihr Leben so verlaufen ist, wie sie es sich gewünscht hatten.

Ein grundsätzliches Umdenken und eine Veränderung der Lebenseinstellung müssen erfolgen. Wenn es die finanzielle Lage der Betroffenen erlaubt, sollten sie ihre Träume, Wünsche oder Reisen verwirklichen.

Durch eine Krebserkrankung haben sie oft den Mut, völlig neue Wege zu gehen, Vergangenes und Belastendes hinter sich zu lassen. Dadurch kommt es in manchen Ausnahmefällen zur vollständigen Ausheilung der Erkrankung.

Jeder, der an Krebs erkrankt sollte seinen Körper, die Seele und den Geist in Einklang zu bringen. Durch ein authentisches Denken und Handeln wird ein seelisches Gleichgewicht und Ausgeglichenheit geschaffen.

Das bedeutet:
Ich denke, handle danach und stehe hinter meiner Entscheidung. „Nein“ denken bedeutet nicht tun. „Ja“ denken bedeutet tun.

Sie sollten für sich die Wichtigsten sein und eEine klare Abgrenzung gegenüber der Umwelt schaffen.

Jetzt lebt der Krebskranke ein „ICH bin“.
Der Mensch in seiner Einheit hat sich akzeptiert und handelt fortan selbstverantwortlich.

Die Betroffenen müssen darauf achten, bei aller Selbstverwirklichung nicht auf Kosten ihres Umfeldes zu leben.

Dadurch übernimmt jeder Erkrankte die Verantwortung für sich und seine Handlungen. Ein selbstbewusstes neues Leben kann beginnen.

Du hast Krebs

Was sagtest du zu mir
ganz zögernd und bedächtig:
Du hast eine Krankheit,
die dich sehr beschäftigt.
Du hast Krebs.

Hast dich schon operieren
und auch bestrahlen lassen.
Zu guter Letzt kam noch die Chemo.
Kannst es noch gar nicht fassen.
Du hast Krebs.

Es geht bergab, dann wieder auf.
Du fühlst dich wohl, dann wieder schlecht.
Weißt nicht mehr was du denken sollst.
Fast ist dir alles recht.
Du hast Krebs.

Beschäftigst dich mit deiner Krankheit
tagaus, tagein, in jeder Nacht.
Sie zehrt an dir, wirst immer blasser,
bist sicher – oder trügt der Schein?
Du hast Krebs.

Du liest gescheite Bücher
und hoffst mit jeder Seite mehr.
Hast endlich den Stein des Weisen gefunden,

klappst das Buch zu und bist leer.
Du hast Krebs.

Jetzt weißt du, was der Grund gewesen:
Die Andern waren es, die sind schuld.
Für sie hast du gelebt und ganz vergessen
dass es dich auch noch gibt – für dich.
Du hast Krebs.

Inzwischen ist viel Zeit vergangen,
die Krankheit geht ins dritte Jahr.
Die Schreckensschatten werden blasser.
Lebst wieder deinen alten Trott.
Du hast Krebs.

Hast du dich nun in dieser Zeit
besonnen auf dein Wesen?
Lebst du dich jetzt zu allererst,
damit du auch genesen wirst?
Du hast Krebs.

Oh nein, halt ein, du hast es nicht verstanden,
dass du zuerst dich leben musst,
bevor du leben kannst für andre.
Es ist hoffnungslos.
Du stirbst an Krebs.

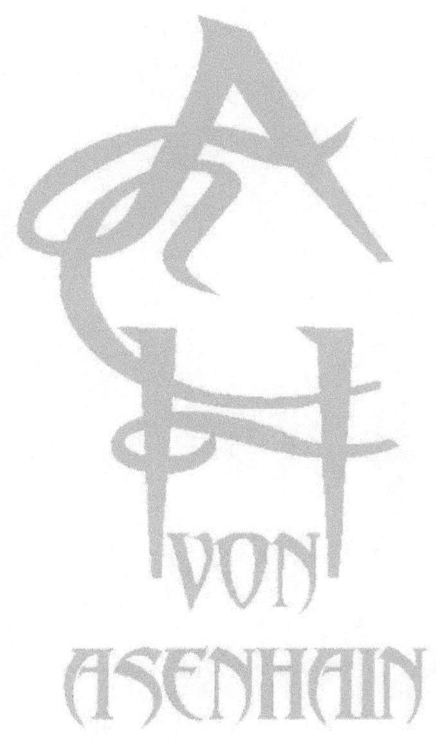
VON
ASENHAIN

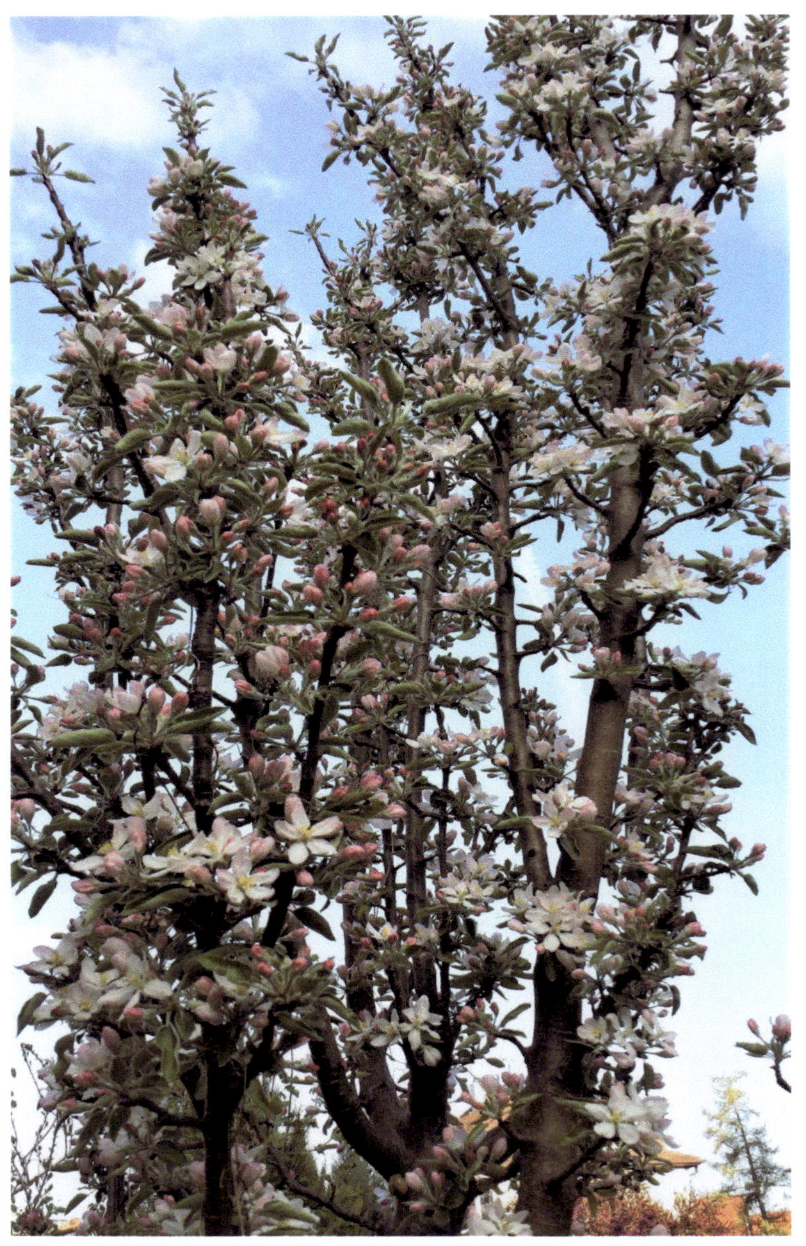

Süchte und Zwänge

Süchte

Sag mir, was plagt dich?

Komm wieder her, komm her zu dir.
Warst weit entrückt und ganz verzückt,
warst irgendwo entschwunden.
Hast dich aus der realen Welt,
egal mit was, gewunden.
War es Wein, Bier oder Schnaps,
ein Medikament oder so etwas?
Auch Zigaretten bewirken das.
Hast Du genommen auch noch Drogen?
Bitte sag', was soll denn das?
Bist du jetzt wieder hier real?
Bleib doch bei mir, ich helfe dir,
mir ist es nicht egal.

Volksmund

Sich den Kragen absaufen
Voll wie eine Haubitze sein
Eine richtige Schnapsdrossel sein
Vor lauter Wald die Bäume nicht mehr sehen
Aus allen Löchern qualmen
Nicht mehr wissen wo oben und unten, hinten oder vorn ist
In einer anderen Welt leben
Der Welt entrückt sein
Der Versuchung nicht widerstehen können

Pathogenese

Das angeborene Suchtpotential ist bei jedem Menschen unterschiedlich stark ausgeprägt.

Die einen können z.B. Rauchen und von Jetzt auf Nachher aufhören, ohne unter Entzugserscheinungen oder dem Bedürfnis nach Zigaretten zu leiden. Andere rauchen eine Zigarette und kommen nicht mehr vom Rauchen los.
Die meisten Menschen bewegen sich innerhalb dieser beiden Extreme.

Deshalb sind die Süchte und das Suchtverhalten unterschiedlich intensiv ausgeprägt. Jeder empfindet seine Sucht anders. Und manchmal dienen sie – in einer leichteren Form – sogar dem Wohlbefinden, der Lebensqualität und den sozialen Kontakten.

In schwächeren Ausprägungen sind Süchte in aller Regel nicht behandlungsbedürftig. Beeinträchtigen sie jedoch unser Denken und Handeln, unsere Umwelt und/oder unsere Gesundheit, dann muss eine therapeutische Intervention erfolgen.
Die Lebensqualität leidet und die sozialen Kontakte werden stark belastet.

Im Extremfall können durch Süchte starke körperliche und seelische Schäden entstehen. Diese können unter Umständen dauerhaft bestehen bleiben. Selbst Suizid kann die Folge von Süchten sein.

Therapie

Das größte Problem ist oft, den Betroffenen klar zu machen, dass sie unter einer Suchterkrankung leiden. Häufig tritt diese Selbsterkenntnis erst nach Auftreten von starken seelischen, körperlichen oder sozialen Folgen ein.

Um das Suchtproblem in den Griff zu bekommen ist dann in aller Regel ein Aufenthalt in einer spezialisierten Klinik notwendig.

Nach der „Entziehungskur“ fällt es den meisten Suchtkranken jedoch schwer, im Alltag suchtfrei zu bleiben. Dort sind sie wieder in einem Umfeld, das ihre Suchterkrankung mit erzeugte. Und sie werden ihrem Suchtmittel automatisch begegnen.
Dieser Versuchung können viele dann nicht widerstehen.

Leider ist bei der Suchterkrankung die Rückfallquote sehr hoch.

Sollten die Betroffenen die Möglichkeit haben, ihre Therapie zusätzlich mit naturheilkundlichen Medikamenten zu unterstützen, können Nebenwirkungen des Entzugs und eventuell aufgetretene Folgeerkrankungen abgeschwächt werden.

Psychodynamik

Oft kann man es gar nicht fassen, wie schnell man in eine Suchtabhängigkeit gerät. Viele Menschen merken es gar nicht. Oder sie nehmen es in Kauf, weil sie zum Beispiel ohne entsprechende Medikation Schmerzen nicht aushalten können.

Andere erleben beim Weglassen von Schmerzmitteln Entzugserscheinungen in Form einer Schmerzverstärkung und nehmen deshalb die Arzneimittel weiter. Diese Problematik ist weiter verbreitet, als man bewusst wahrnimmt.

Für Suchterkrankte ist es angenehm und bequem, keine großen Entscheidungen treffen zu müssen. Sie brauchen keine

Verantwortung zu übernehmen, weder sich selbst noch anderen gegenüber.

Die Schuld für alle Widrigkeiten in ihrem Leben tragen immer die anderen. Man lebt halt mit der Sucht und hat seine Ruhe.

Lifestyle Drogen sind vor allem bei jüngeren Menschen beliebt.
Weil sie mit der Wirklichkeit nicht zurechtkommen ist dies eine einfache Möglichkeit sich der Realität zu entziehen. Sie sind nicht in der Lage ihr Leben zu ändern, resignieren und ziehen sich von ihrer Umwelt und ihrem Leben zurück.

Es sind sehr sensible, empfindsame und empfindliche Menschen, die dem äußeren Druck, den sie von der Außenwelt wahrnehmen und empfinden, nicht standhalten können und diesem ausweichen.

Bequemlichkeit, Sorglosigkeit und Gedankenlosigkeit sind die Mechanismen, die jemanden in eine Sucht treiben.

Die Suchtkranken handeln unverantwortlich gegenüber sich selbst. Oft denken sie: „Mir passiert schon nichts" und „der ist als Raucher 100 Jahre alt geworden". Dass dies nur Einzelfälle sind, wird von ihnen ignoriert. Sie verdrängen alle Gedanken um ihre Zukunft.

Viele Menschen brauchen eine Sucht, um den Alltag bewältigen zu können. Sie brauchen etwas, an dem sie sich festhalten können und wollen.

Fazit

Nur wenn Suchtkranke sich von ihrer Sucht befreien wollen, können sie es – oft mit Hilfe und Unterstützung – wirklich schaffen.

Dabei ist entscheidend wichtig, dass sie das Bewusstsein dafür entwickeln, welchen Umständen und Situationen sie aus dem Weg gehen.
Der Wille, diese zu bewältigen, bewirkt die entscheidende Umstellung im Denken. Dies ist die Grundlage für eine erfolgreiche Entziehung.

Ich kenne Menschen, die starke Raucher waren und trotzdem von jetzt auf nachher mit dem Rauchen aufgehört haben, ohne irgendein Anzeichen von Entzugserscheinungen zu entwickeln.
Bei allen waren dieser Entscheidung grundlegende Änderungen im Verhaltensmuster vorausgegangen.

Die Betroffenen müssen ebenfalls ein Bewusstsein für ihren Körper entwickeln. Sie müssen ihn respektvoll behandeln und Verantwortung für sich selbst übernehmen.

Dazu gehört in der Folge sich klar zu machen, welche Konsumgüter überhaupt Drogen enthalten, um dann bewusst die Entscheidung zu treffen, ob man sich diesen Stoff zumuten möchte oder nicht. Mich erstaunt es immer sehr, dass trotz der Aufdrucke auf den Zigarettenschachteln unbekümmert weiter Zigaretten geraucht und die Warnungen in den Wind geschlagen werden.

Einer der schwierigsten Schritte ist, nicht etwas zu tun, weil es alle machen. Sondern unter Umständen aus der Masse auszuscheren und eigenständig zu entscheiden, ob man für ein kurzzeitiges Vergnügen sein Wohlbefinden und seine Gesundheit aufs Spiel setzen möchte. Und im schlimmsten Fall wieder in die Sucht zurück zufallen.

Werden Sie, lieber Leser, zu einem selbstbewussten, selbständigen und verantwortungsbewussten Menschen gegenüber sich selbst, ihrem Körper und der Umwelt.
Es ist ein gutes Gefühl, wenn man sagen kann: **„Ich bin“.**

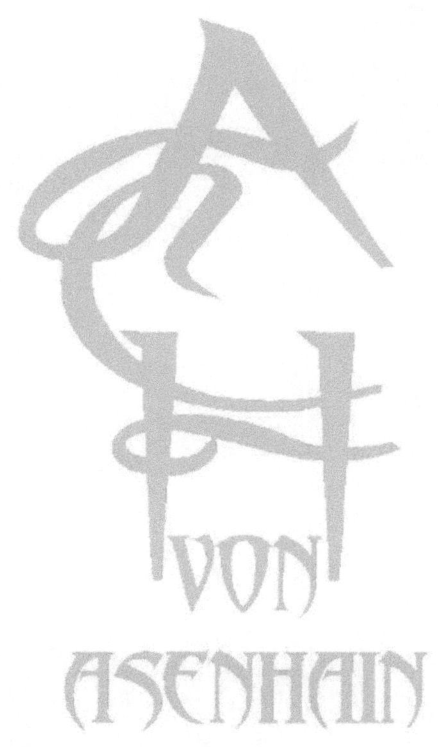
VON
ASENHAIN

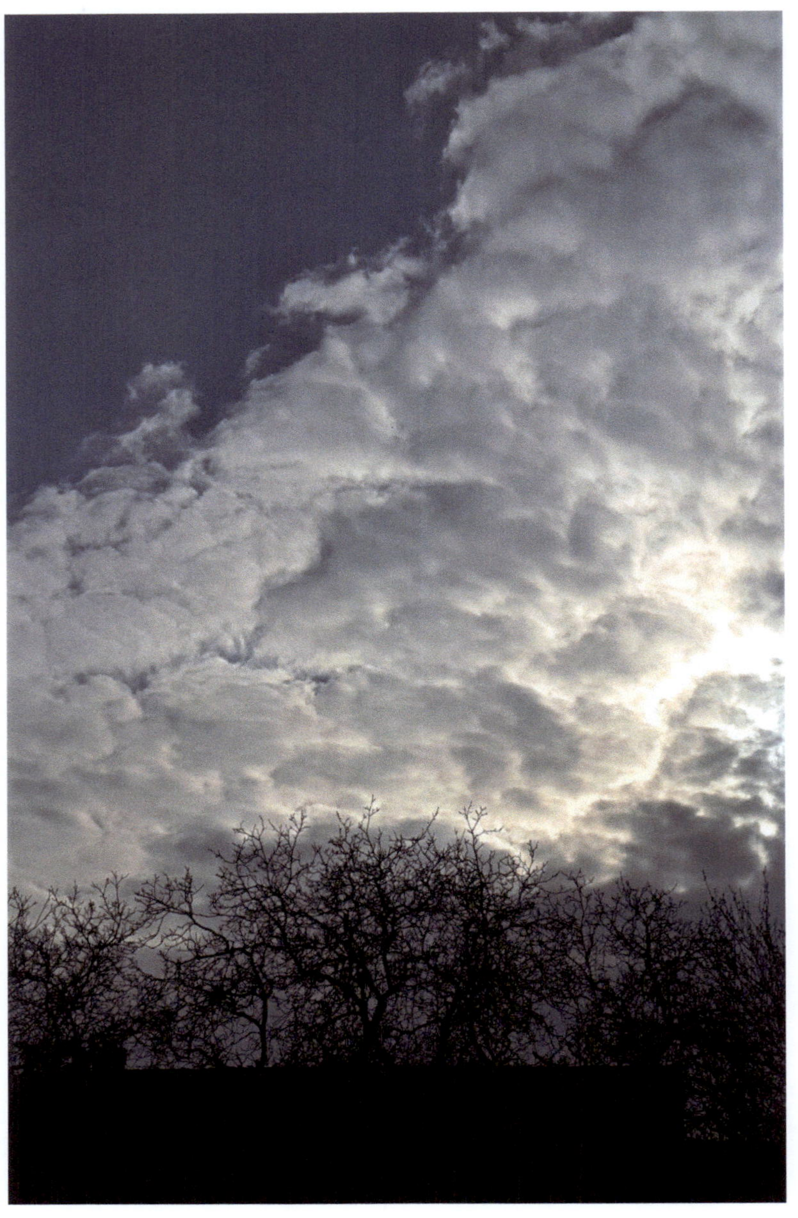

Fettsucht

Sag mir, was plagt dich?

Wirst mächtig schon und immer dicker.
Die Fülle breitet sich stark aus.
Schon lange siehst du es und staunst.
Kannst deinen Hunger nicht mehr stillen.
Der Umfang, der verändert sich
so ganz und gar gegen den Willen.
Wie gut, dass du den Spiegel schon
genommen von der Wand.
Sonst hättest du zu deinem Schreck
dein Spiegelbild nicht mehr erkannt.
Ist es so schön: rund und ungesund?

Volksmund

Alles in sich hinein stopfen
Nichts aus sich heraus lassen
Sich ein dickes Fell zulegen
An jemandem prallt alles ab
Nicht mehr ein- bzw. durchdringen können
Sich zu Tode fressen
Alles aufsaugen wie ein Schwamm
Sich nicht die Wurst vom Teller nehmen lassen
Rund sein wie eine Tonne

Pathogenese

Bei der Adipositas oder Fettsucht handelt es sich um eine Stoffwechselerkrankung. Die Ursachen dieser Erkrankung sind häufig Essstörungen, falsche Ernährung (egal aufgrund welcher Ursache) oder Bewegungsmangel.

Meistens spielen mehrere Faktoren eine Rolle. Häufig zeigt das Verhalten der Betroffenen deutliche Suchtmerkmale.

Therapie

Therapeutische Ansätze gibt es viele. Sie reichen von Ernährungsumstellungen (nicht Diäten wegen des Jo-Jo-Effekts), über Medikamente (chemisch oder naturheilkundlich), psychologischer Betreuung bis hin zu operativen Eingriffen (Fettabsaugung, Magenband). Je nach Stärke der Adipositas, Ursachen und Persönlichkeit müssen andere Maßnahmen ergriffen werden.

Allerdings ist für mich die Ernährungsumstellung, Durchführung einer naturheilkundlichen Entgiftung und Darmflorasanierung unverzichtbare Bestandteile der Therapie. Diese werden individuell durch weitere Behandlungen ergänzt.

Bei der Ernährungsumstellung müssen die Bezugspersonen mit eingebunden werden. Oftmals fällt es den Betroffenen leichter, wenn die Familie die geänderten Ernährungsgewohnheiten mit unterstützt und der Koch bzw. die Köchin in der Familie diese ebenfalls umsetzt.

Psychodynamik

Die Betroffenen „hungern" nach Liebe, Zuwendung und Aufmerksamkeit. Essen ist ein Ersatz für diese Bedürfnisse. Es hilft bei Unlustgefühlen wie gekränkt sein, Depressionen, Unsicherheit, Stress und mangelndem Selbstbewusstsein.

Das Essen beruhigt und befriedigt sie. Sie fühlen sich – wenigstens vorübergehend – seelisch ausgeglichener oder sogar euphorisch.

Sie sind sehr verletzlich, teils sogar mimosenhaft empfindlich und unsicher. Diese Unsicherheit ist mit tiefsitzenden Minderwertigkeitsgefühlen gekoppelt. Durch Aufbau von Materie schaffen sie einen Abstand zur Außenwelt. Niemand kann mehr durchdringen, sie tief innen erreichen oder verletzen.

Unter ihrem „dicken Fell“ sitzt ein richtiges Sensibelchen.

Der Umkehrschluss ist: Durch die „Mauer“ jedoch dringt ihr Innerstes nicht mehr außen. Sie sind wie eingemauert, erstarren innerlich.

Mental sind diese Persönlichkeiten sehr weich und nachgiebig. Wie ein Schwamm saugen sie alle Einflüsse der Umwelt auf und orientieren sich daran.

Besteht ein Essenszwang, so ist dies ein Hinweis auf sexuelle Bedürfnisse, die nicht gestillt werden.

Fazit

Wichtig ist, den Beginn der Erkrankung und die damaligen Umstände herauszufinden. Kann die Ursache festgestellt und geklärt werden, kommen sie ihrer Gesundung schon ein Stück näher.

Klarheit darüber zu bekommen ist individuell und je nach Ursache verschieden. Das kann mit Hilfe einer psychologische Therapie, einer veränderten Lebensweise, einer Änderung von persönlichen Beziehungen (z.B. Trennung oder Scheidung), Trauerverarbeitung oder Stressbewältigungsmaßnahmen usw. geschehen.

Um das Selbstbewusstsein zu stärken gehört eine bewusste Akzeptanz ihrer Körperlichkeit.

Hier ist tatsächlich Akzeptanz und nicht Resignation gemeint! Bei Resignation kann keine Änderung des augenblicklichen Zustandes erfolgen. Nur Akzeptanz ermöglicht eine Änderung ihres Gewichts.

Eine Gewichtsreduktion wird sowohl durch veränderte Essgewohnheiten und Ernährung als auch durch Bewegung und Sport erreicht. Dann beginnen die Betroffenen sich zu lieben und sich geliebt zu fühlen.

Interessant finde ich die Aussage vieler Betroffenen, dass sie sich wohl fühlen in diesem Zustand. Sie finden sich so ganz in Ordnung. Allerdings darf man nicht auf die zu erwartenden gesundheitlichen Schwierigkeiten hinweisen. Dann hören sie bewusst weg. Das kann jeden anderen betreffen, aber nicht sie.

Dies ist jedoch keine Akzeptanz. Es ist ein Ausdruck entweder von Ignoranz oder von Hilflosigkeit und Resignation. Diese sind durch viele Abnehmversuche und Diäten entstanden, die nicht funktioniert oder sogar noch zu weiteren Gewichtszunahmen geführt haben.
Irgendwann geben sie auf und verharren in ihrer Erkrankung.

Das „Ich-Bewusstsein“ sollte deutlich gemacht und verstärkt werden. Sie müssen lernen auf sich zu achten und sich selbst zu leben.

Besteht die Möglichkeit für den Betroffenen, sich einen Hund zu halten, ist dies für einige ebenfalls ein guter Weg.

Die regelmäßigen Spaziergänge und die Liebe zum Tier führen sie in eine andere Gedankenwelt.

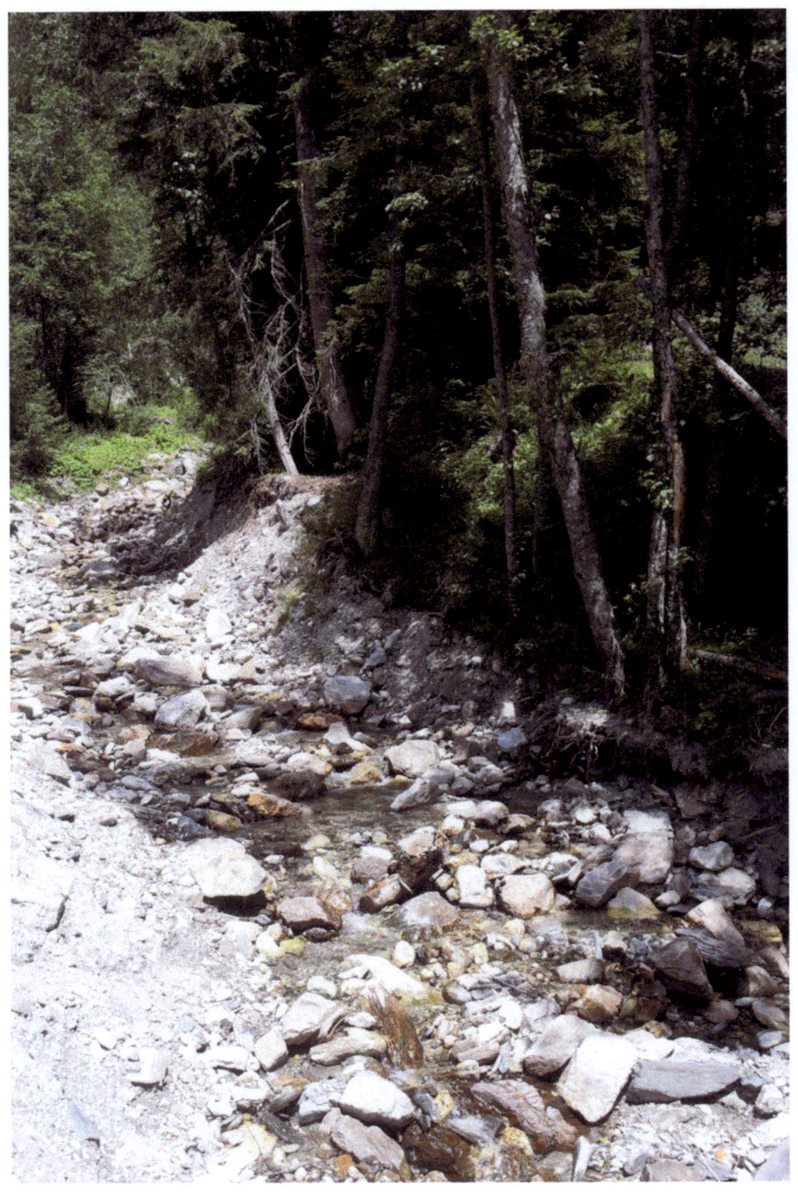

Magersucht

Sag mir, was plagt dich?

Hörst du den innerlichen Schrei,
denkst du, es wäre schon vorbei?
Es fällt dir langsam immer schwerer
zu setzen Schritt vor Schritt.
Wolltest rasten doch so gerne,
ausruhen, das wäre nett.
Wie kannst du denn die Liebe
und Aufmerksamkeit erringen?
Indem du immer weniger wirst,
eventuell auch durch Verschwinden?
Gib die Zuneigung dir selbst zuerst,
dann kannst du auch gewinnen.

Volksmund

Den Boden unter den Füßen verlieren
Hoffentlich bemerkt mich niemand mehr
Sich der Verantwortung, Realität, Problemlösung entziehen
Sich selbst verleugnen
Sich am liebsten unsichtbar machen oder in Luft auflösen

Pathogenese

Die Magersucht ist eine psychisch bedingte Eßstörung. Sie führt zu einer starken Abmagerung mit Unterernährung.

Die Betroffenen haben eine verzerrte Einstellung gegenüber Nahrungsaufnahme, Angst vor Übergewicht und ein gestörtes Schönheitsempfinden. Sie verleugnen ihre Erkrankung vehement.

Es sind überwiegend Frauen im Alter zwischen 10 und 25 Jahren betroffen.

Eine falsche Vorstellung von Idealgewicht ist vorhanden. Sie finden sich schön in diesem abgemagerten Zustand.

Therapie

Bei leichteren Fällen muss der Therapeut ihre Probleme aufgreifen, erklären und verdeutlichen.

Wenn der Zustand zu schlecht ist, müssen die Erkrankten auf jeden Fall stationär behandelt werden. Das Risiko eines tödlichen Ausgangs als Folge der Unterernährung ist zu groß.

Diese Menschen brauchen dringend psychologische Unterstützung.

Ob eine Behandlung der Darmflora in diesem Fall sinnvoll ist, ist von Fall zu Fall abzuklären.

Naturheilkundliche Aufbaumittel sind auf jeden Fall wichtig. Kreative Beschäftigungen sind für sie eine gute Unterstützung.

Psychodynamik

Zumeist sind die Betroffenen pseudounabhängige Persönlichkeiten im Teenageralter oder bei einer verzögerten Reifung im jungen Erwachsenenalter.
Sie können den Konflikt zwischen Anpassung an die elterlichen Vorstellungen und dem zunehmenden Drang nach mehr Selbständigkeit nicht lösen.

Dieser Konflikt führt bei ihnen zu einer „Vergeistigung“ mit begleitender Abnahme von „Materie“. Sie verleugnen sich selbst und wollen sich ihrer Verantwortung entziehen.
Sie wollen sich der Realität bzw. Problemlösung nicht stellen.

Sie verhindern dadurch ein Erwachsenwerden sowohl im geistigen Sinne als auch auf körperlicher Ebene. Damit können sie ihrer erwachenden Sexualität aus dem Weg gehen.

Durch die Entmaterialisierung ziehen sie die Aufmerksamkeit und die Fürsorge ihrer Umgebung auf sich. Dadurch können sie das Verlassen des elterlichen Hauses und das Selbständigwerden hinauszögern.

In den Familien „herrschen“ in der Regel unterschwellig dominierende, „aufopfernde“ Mütter über eher schwächere Väter.
Durch die Erkrankung der Tochter werden alle anderen familiären Probleme überlagert.

Hinterfragt der Therapeut die Situation, stellt sich oft heraus, dass die Magersüchtigen ein Problem mit der starken Mutterfigur haben. Es besteht eine intensive An- und Abhängigkeit, von der sich die Betroffene nicht lösen kann. Auf der einen Seite genießen sie diese Abhängigkeit und Fürsorge, auf der anderen Seite wollen sie sich durch ihre „Vergeistigung“ diesem Zustand entziehen.

Die Magersüchtigen erwarten, dass sich alle anderen ändern. Die Familie ist schließlich ihrer Meinung nach für ihre Erkrankung verantwortlich. Sie verstehen nicht, dass eine

Lösung der familiären Probleme nicht durch ihr falsches Essverhalten erzwungen werden kann.

Ich kenne keinen Fall, dass ein junger Mann an Magersucht leidet. Wenn das sein sollte, liegt normalerweise eine Fehlfunktion des Stoffwechsels vor. Die Probleme der weiblichen Betroffenen sind ihnen fremd.

Fazit

Die Erkrankte muss quasi auf ein Reset drücken und eine andere Grundeinstellung zur Familie zu bekommen.

Das geht selbstverständlich nicht von heute auf morgen. Es ist viel Arbeit von Seiten der Betroffenen und ein gutes Verhältnis zum Therapeuten notwendig. Nur dann können sich die Magersüchtigen für Veränderungen öffnen.

Sich einzugestehen, dass wir Menschen sind und jeder von uns Sonnen- und Schattenseiten hat, ist der erste Schritt in die richtige Richtung.

Sie müssen das Verhältnis der Eltern zu sich und zueinander im familiären und allgemein sozialen Umfeld beobachten, um sich neu definieren zu können.

Mit Hilfe eines guten Therapeuten, eventuell auch einem Klinikaufenthalt, kann der Betroffene gesunden und sich eine schöne Zukunft erarbeiten.

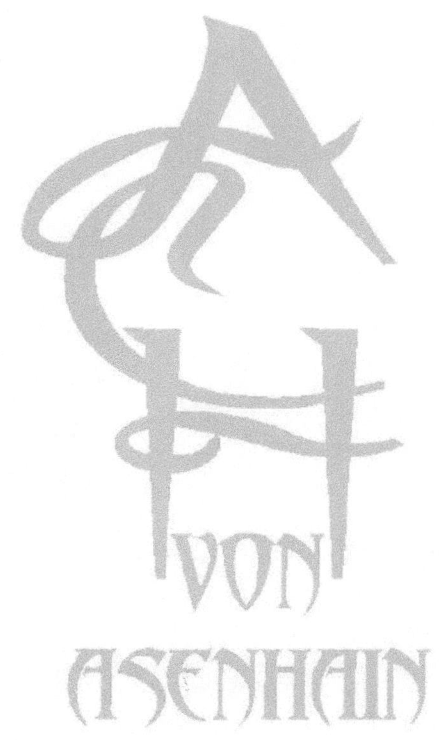
VON
ASENHAIN

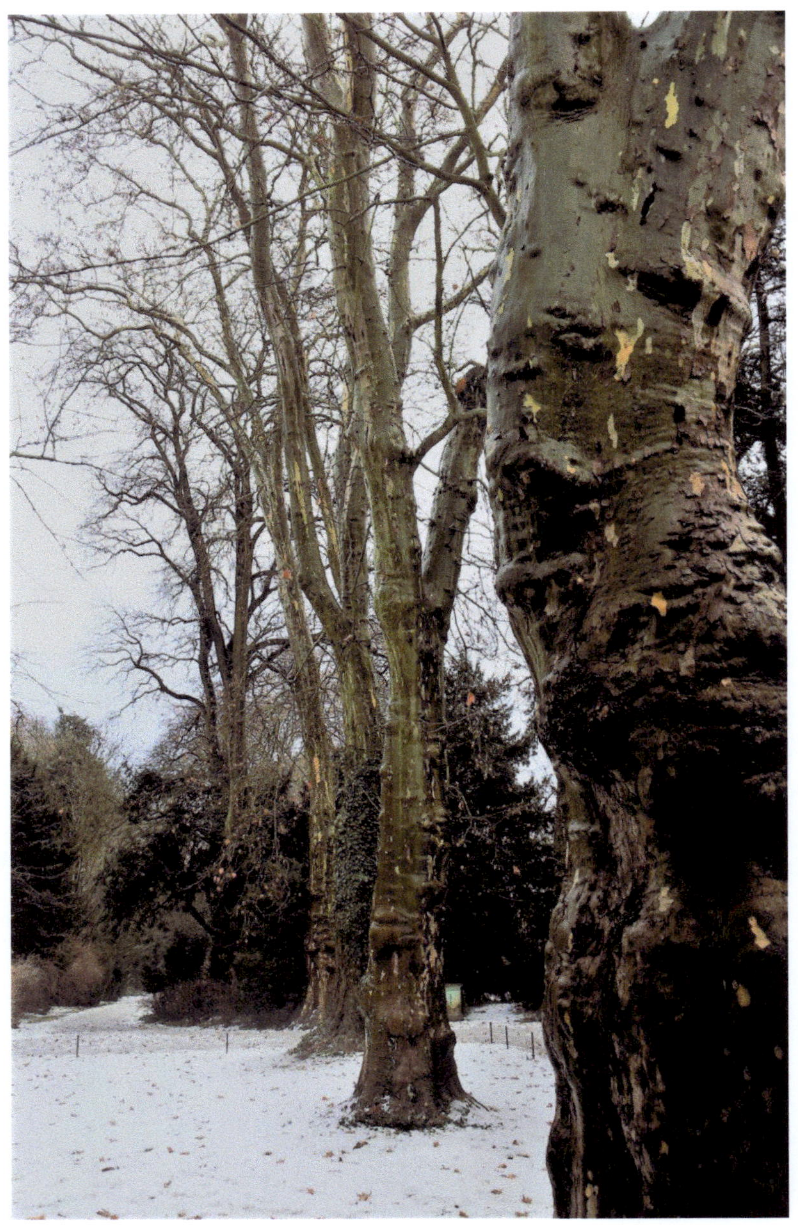

Hautjucken

Sag mir, was plagt dich?

Es juckt die Haut, dein Fell, schon lange.
Das Kratzen ist ein Hochgenuss.
Doch hinterher da findest du,
es wird dir auch ganz bange:
Die Wunden jucken immer noch.
Es dauert ein paar Tage,
verheilt sind dann die Narben,
jedoch nur äußerlich.
Mach dich frei und liebe dich,
dann hört die Haut auf dich zu plagen.

Volksmund

Es ist nichts so fein gesponnen, es kommt doch an die Sonnen
Es bricht heraus
Vor lauter Übermut juckt jemanden das Fell
Es kann nicht verborgen bleiben
Alles kommt mal an die Oberfläche
Sich freischaufeln müssen

Pathogenese

Einem Juckreiz können die unterschiedlichsten Organbeschwerden bzw. –erkrankungen zugrunde liegen. Er hat viele Gesichter.
Äußerliche Ursachen sind z.B.

- Insektenstich,
- Flohbisse,
- Pilzerkrankungen,
- entzündlichen Hauterkrankungen mit juckenden Ausschlägen,

- Hauttrockenheit oder
- Sonnenbrand.

Als innerliche Ursachen kommen z.B. in Frage:

- Medikamente,
- Erkrankung der Leber oder Nieren,
- Autoimmunerkrankungen und Allergien,
- Diabetes,
- Infektionskrankheiten,
- Nervosität oder Stress

Therapie

Häufig lösen Medikamente einen Juckreiz aus. Deshalb ist der erste Schritt, alle Arzneimittel zu überprüfen, die von den Betroffenen eingenommen werden. Entsprechende Medikamente müssen abgesetzt bzw. ersetzt werden.

Ein weiterer Auslöser ist oftmals die Ernährung. Diese muss analysiert und angepasst werden.

Stressabbau durch Bewegung, kreatives Handeln, Sport, Fitness sind notwendig. Durch Vitamine, Mineralien, Enzyme und Eigenbluttherapie kann hier noch unterstützend geholfen werden.

Des Weiteren können je nach Ursache Farblichttherapie, Phototherapiepflaster, Blutegel oder eine Darmflorasanierung sinnvoll sein.

Psychodynamik

Die Betroffenen können nicht akzeptieren, dass sie nicht die einzigen sind, die Zuneigung und Aufmerksamkeit von ge-

liebten Personen bekommen. Sie müssen teilen und das wollen sie nicht. Jedoch wissen sie ganz genau, dass sie keinen alleinigen Anspruch auf Zuwendungen haben. Und sie können ihr Bedürfnis nach ungeteilter Aufmerksamkeit nicht mitteilen.
Eine gewisse Rücksichtslosigkeit ist den Personen zu eigen. Sie denken nur an ihre Bedürfnisse, die sie unbedingt erfüllt haben wollen.

Geheimnisse, Erlebnisse, Ereignisse oder Erinnerungen können ein Hautjucken hervorrufen. Die Geschehnisse können längst vergangen sein. Man hat sie vergraben und vergessen. Jetzt kommen die verdrängten Emotionen quasi an die Oberfläche und machen sich durch einen Juckreiz bemerkbar.

Oft haben sie Schuldgefühle verdrängt. Sie reagieren in diesen Punkten dann sehr sensibel und empfindlich. Obwohl die Schuldgefühle unberechtigt sein können. Trotzdem wollen sie sich nicht damit auseinander setzen.

Fazit

Selbst wenn es schwer fällt und eventuell sogar ein Psychotherapeut hinzugezogen werden muss, sollten sich die Erkrankten mit dem „begrabenen“ Ereignis beschäftigen und dieses aufarbeiten. Sie werden feststellen, dass sie viel stärker sind als sie selbst bisher vermutet haben. Dies gibt ihnen ein neues Selbstbewusstsein. Sie sind nicht mehr so sensibel, legen sich sozusagen ein „dickeres Fell“ zu.

Dadurch dass sie sich selbst und ihrem Körper mehr Aufmerksamkeit widmen, benötigen sie nicht mehr so viel Zuwendung aus ihrer Umwelt.

Der Juckreiz wird sich dann von selbst beruhigen und abklingen.

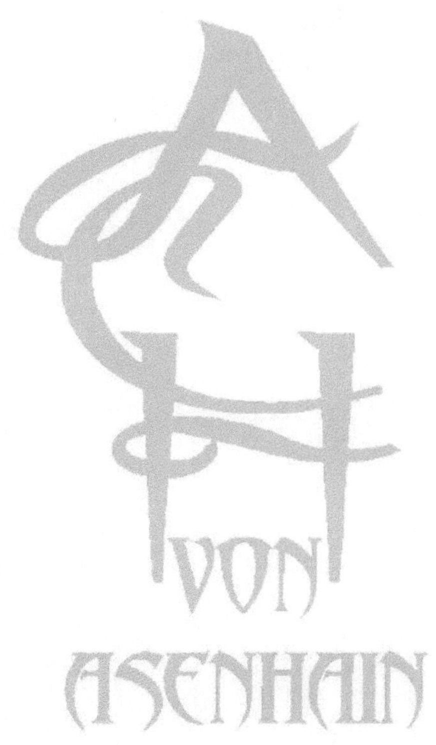
VON
ASENHAIN

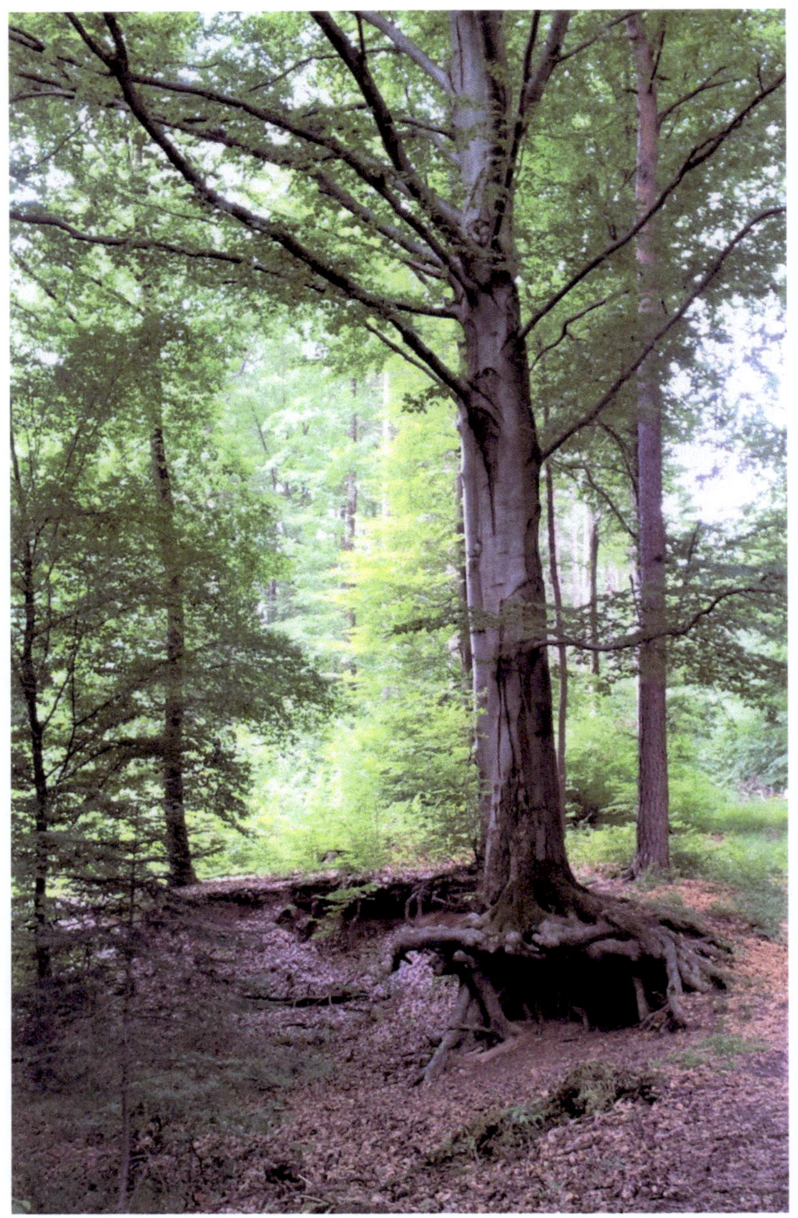

Nase bohren

Sag mir, was plagt dich?

Wie tief hinein soll es noch gehen?
Wie groß ist dein Bedürfnis
die Unreinheit zu fühlen, dann zu sehen?
Genussvoll und ganz intensiv
beschäftigst du dich jetzt mit dir.
Der Störenfried ist ausgeräumt
die Nase ist jetzt wieder frei
es ist vorbei, der innerliche Schrei.

Volksmund

Man holt das Letzte aus sich heraus
Anderes interessiert nicht mehr
Man beschäftigt sich nur noch mit sich selbst
Einer Sache bis auf den Grund gehen

Pathogenese

In der Nase zu bohren ist als solches keine Erkrankung. Es ist eher ein Tick, eine Angewohnheit. Zugegebenermaßen keine besonders schöne, doch eine viel mehr verbreitete, als allgemeinhin angenommen. Sie macht nicht krank und schadet nicht.

Es ist ein Zwang und für den Betroffenen ein Genuss.

Therapie

Mit der Einnahme von homöopathischen Medikamenten kann man – sofern man es für notwendig erachtet – dem Nasenbohrer helfen, diese Angewohnheit los zu werden.

Da dieser Zustand nicht als Krankheit empfunden oder betrachtet wird, ist eine Therapie normalerweise nicht erforderlich.

Psychodynamik

Das Nasebohren ist eine Beschäftigung mit sich selbst. Dies wird notwendig, weil sie von ihrer Umwelt oder bestimmten Personen (häufig den Eltern) nicht genügend Aufmerksamkeit und Liebe bekommen.

Die Betroffenen geben sich selbst Zuwendung. In dieser Zeit ist derjenige ganz intensiv auf sich konzentriert.

Sie wollen den Dreck, das Unreine aus sich herausholen und wieder rein werden. Hinterher fühlen sie sich befreit.

Wenn der Betroffene mehr Stress ausgesetzt ist, beginnt er in der Entspannungsphase in der Nase zu bohren.

Die intensive Beschäftigung mit seinem Ego entspannt ihn und lässt ihn wieder zu sich kommen.

Fazit

Der Betroffene sollte an seinem Selbstwertgefühl arbeiten.

Das Gefühl der Minderwertigkeit, das in frühester Kindheit durch Missachtung der Eltern der eigenen Persönlichkeit gegenüber gebildet wurde, sollte gelöst werden.

Interessanterweise führt die mangelnde Aufmerksamkeit von Seiten der Eltern häufig dazu, dass die Kinder im Erwachsenenalter andere Menschen ebenfalls mit wenig Zuwendung und Respekt behandeln. Deshalb müssen die Betroffenen ihr eigenes Verhalten überprüfen.

Sie sollten sich fragen, wie sie mit ihren Mitmenschen umgehen.

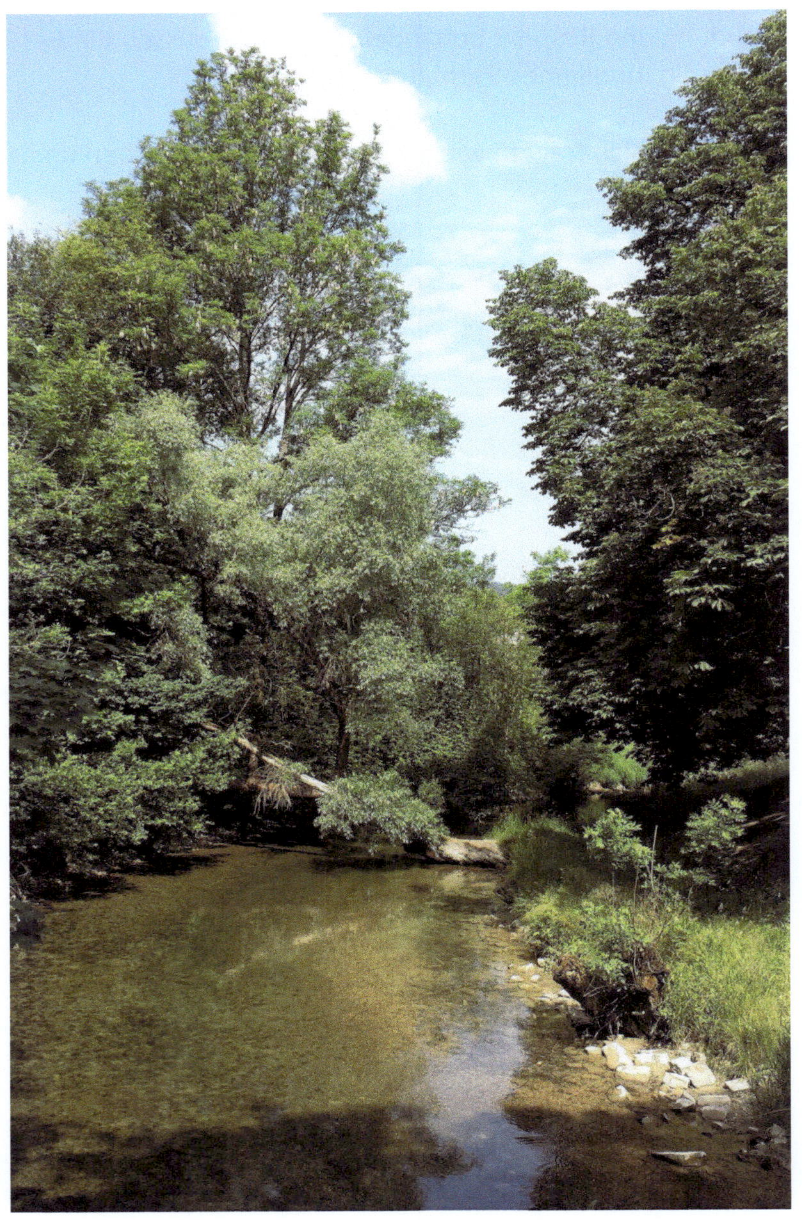

Nägel kauen

Sag mir, was plagt dich?

Du beißt und reißt, du reißt und kaust
die Nägel ab bis an ihr Bett.
Willst Liebe nur und auch Respekt.
Aufmerksamkeit wäre auch sehr nett.
Doch niemand nimmt sich Zeit für dich
Und das verletzt dich innerlich.
Jetzt wendet das sich gegen dich
indem du deine Nägel reißt
dir in den eigenen Finger beißt
um Aggressionen zu zerkauen.

Volksmund

Verletzt sein bis aufs Blut
Demjenigen wurden ganz schön die Flügel gestutzt
Da hilft kein Beissen und kein Kratzen mehr
Jemand verausgabt sich mit Stumpf und Stiel

Pathogenese

Wie das „in der Nase bohren" keine Erkrankung ist, so ist das Nägelkauen ebenfalls keine. Es ist lediglich ein Zeichen für seelische Probleme. Nagelbettentzündungen können die Folge sein.

Therapie

Ursächlich muss Stress über geeignete Stressbewältigungsstrategien abgebaut bzw. vermieden werden. Unterstützend können homöopathische Medikamente Hilfe bringen.

Selbstverständlich kann die Optik durch eine regelmäßige, gute Nagelpflege verbessert werden.

Psychodynamik

Nägelkauen ist eine Ersatzbefriedigung für nicht vorhandene und deshalb ersehnte Aufmerksamkeit, besonders von der Mutter. Dieser Frust wird durch das Kauen abgebaut, indem der Betroffene die Aggression gegen sich selbst richtet. Man zerkratzt buchstäblich nicht den anderen, man verletzt sich lieber selbst.

Durch das Abkauen der Nägel verhindert derjenige eine „blutige“ Auseinandersetzung.

Es gehört eine gewisse masochistische Neigung dazu.

Dieses Verhalten kann sich bis in den späteren Erwachsenenjahren hinein erhalten bleiben.

Selbst wenn die Betroffenen diese Angewohnheit abgelegt haben, kann sie in Stresssituationen jederzeit erneut aufflammen. Dabei dient das Nägelkauen dem Abbau von Druck. Klingt der Stress ab, legt sich das Nägelkauen sofort wieder.

Diese Gewohnheit führt bei den Betroffenen zu einer gewissen Scham, da die unschönen Nägel für jeden offensichtlich sind. Selbst bei Überwindung des an den Nägeln kauen bleibt das Nagelbett verkürzt.

Fazit

Die Betroffenen sollten sich klar machen, wessen Zuneigung und Liebe sie vermissen.

Die tieferen Hintergründe für diese Sehnsucht sollten dabei ebenso aufgedeckt werden. Oftmals ist den Personen, von denen die Betroffenen mehr Aufmerksamkeit möchten, nicht bewusst, dass ein Problem besteht.

Die einzige Lösung ist, die Lebenseinstellung zu verändern.

Durch die Liebe sich selbst gegenüber, werden Aggressionen und Frust abgebaut.

Sie müssen sich dann nicht mehr in einer Ersatzbefriedigung manifestieren.

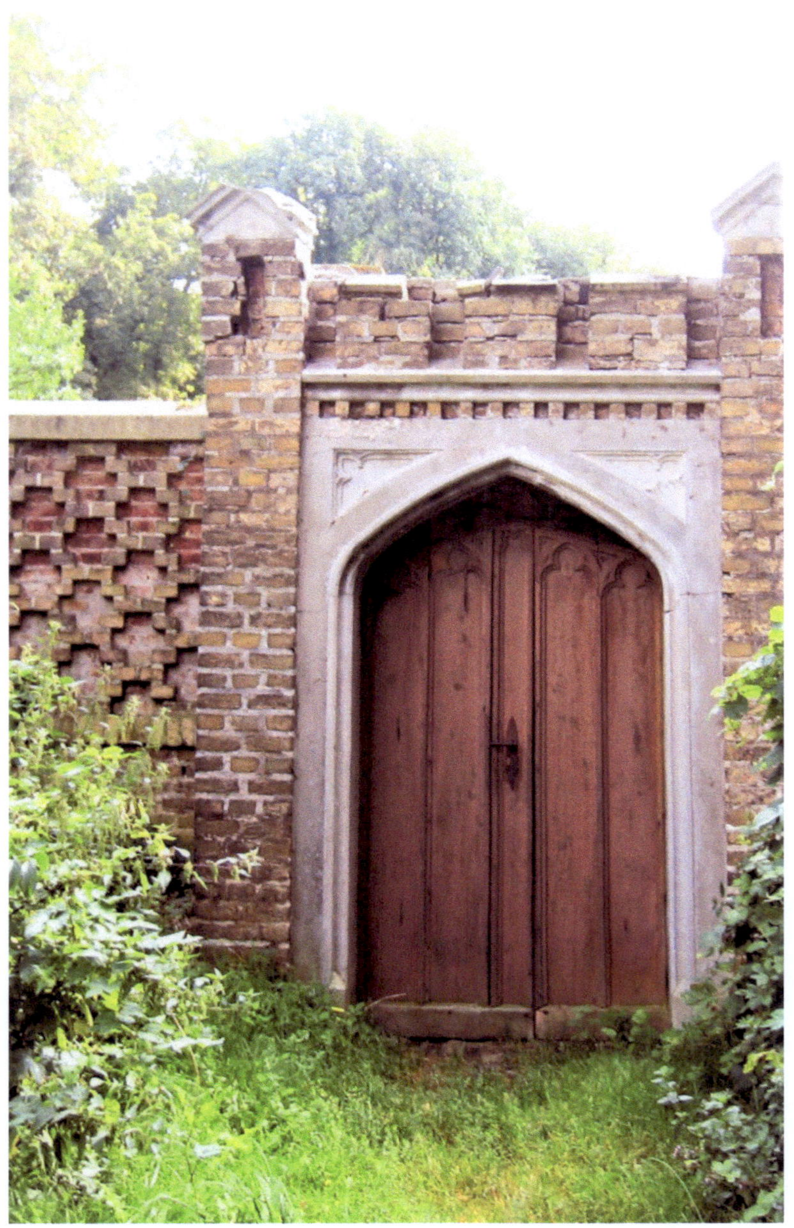

Putzen

Sag mir, was plagt dich?

Es glänzt und spiegelt überall
kein Stäubchen ist zu sehen.
Schaust deine Arbeit zufrieden an
es konnte nicht besser gehen.
Was ist mit dir?
Du putzt und wäschst, auch andersrum
den ganzen Tag wie blöd und dumm.
Was kannst und willst du denn erreichen
ein Mitleid von außen, Steine erweichen?
Es wird dir nicht belohnt.
Leg mal den Lappen aus der Hand
sonst ist es der Gemeinschaft Tod.

Volksmund

Es sieht aus wie poliert
Etwas ist so glatt wie ein Kinderpopo
Das eigene Spiegelbild ist nicht mehr zu ertragen
Das Putzen lenkt vom Problem ab
Eine Ersatzbefriedigung wurde endlich gefunden

Pathogenese

Ein „Putzfimmel" ist ein Tick bzw. Zwang. Er zieht keine körperlichen Schäden nach sich. Die einzige Ausnahme ist, wenn die Betroffenen sich beim Putzen übernehmen und auslaugen.

Frauen sind häufiger betroffen als Männer.

Therapie

Eine Therapie ist nur notwendig, wenn durch den Putzzwang zwischenmenschliche Probleme entstehen oder der Zwang sich verstärkt.

Die Unterstützung kann durch naturheilkundliche Mittel erfolgen.

Es sollte verhindert werden, dass die Betroffenen zu viel allein sind. Oftmals haben sie keine Hobbys, sondern konzentrieren sich ausschließlich auf ihren Haushalt. Sie sollten sich Freizeitbeschäftigungen suchen.

Gemeinschaftliche Unternehmungen, Vereinstätigkeit, Übernahme von sozialen Aufgaben usw. helfen, die Interessen zu verlagern und das übermäßige Interesse an Sauberkeit abzubauen.

Psychodynamik

Die Ursache für diesen Zwang liegt in aller Regel in der Kindheit.

Diese Menschen sind zutiefst verletzt worden. Sie fühlten sich beschmutzt und ausgenutzt. Ein sexueller oder seelischer Missbrauch in der Kindheit ist hier nicht auszuschließen.

Sie duschen sich nach jedem Geschlechtsakt, um sich wieder sauber und rein zu fühlen.

Diese übertriebene Maßnahme empfinden oft die Partner als Ablehnung und Ausgrenzung. Innerlich findet dadurch eine Distanzierung statt.

Auf der anderen Seite sind die Betroffenen überaus liebesbedürftig. Kann das Bedürfnis nach Verständnis, Zuneigung und Liebe nicht in der Beziehung befriedigt werden, zeigt es sich umso stärker im „Putzwahn“.

Das zwanghafte Putzen führt dann leider häufig zu einer Verschlechterung der Beziehung in der Partnerschaft. Dem Putzenden ist nicht klar, dass er dem Partner und nicht dem Putzen die Zeit und Aufmerksamkeit schenken sollte.

Sie persönlich empfinden ihre übertriebene Reinlichkeit nicht schlimm. Mit dieser Reinlichkeit fühlen sie sich wohl.

Dass diese übertriebene Reinlichkeit sehr belastend für ihre Beziehung sein und eventuell zum Bruch führen kann, können sie nicht verstehen.

Menschen mit einem Putzfimmel sind sehr sensibel und auch schnell beleidigt. Sie nehmen alles sehr persönlich. Innerlich ziehen sie sich zurück, wenn man ihnen ihrer Meinung nach zu nahe tritt.
Dieser Rückzug kann so stark sein, dass sie komplett vereinsamen.

Von ihrer Putzarbeit sind sie begeistert.
Sie verstehen ihre Mitmenschen nicht, dass diese ihre Arbeit nicht honorieren und ihre eigene Umgebung nicht so sauber halten.
Es besteht ein gewisser Egoismus hinter der übertriebenen Reinlichkeit.

Nach dem Motto: „Wenn Du nicht machst, wie ich es gerne hätte, dann verwische ich „alle Spuren“ unserer Beziehung.“

Fazit

In Partnerschaften, in denen der Partner den „Putzfimmel“ als positiv empfindet, besteht für die Betroffenen keinerlei Notwendigkeit, etwas zu verändern.
Sie wollen erst eine Veränderung, um ihre Beziehung zu retten, oder wenn der Putzzwang so stark wird, dass sie in ihrem täglichen Leben massiv eingeschränkt werden.

In der Behandlung muss unbedingt die ursächliche Verletzung oder ein vorhandener Missbrauch aufgearbeitet werden. Dies muss unter Umständen durch eine psychologische Therapie erfolgen.

Die Betroffenen sollten sich klar machen, dass sie vom Partner nur Dinge erwarten können, die sie zuerst selbst zu geben bereit sind.

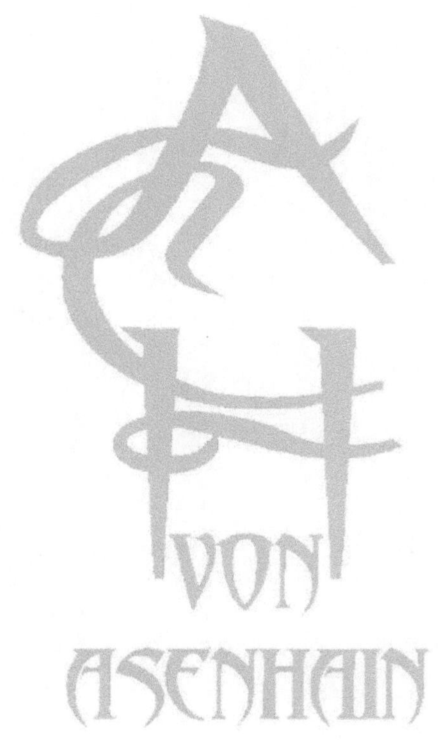
VON
ASENHAIN

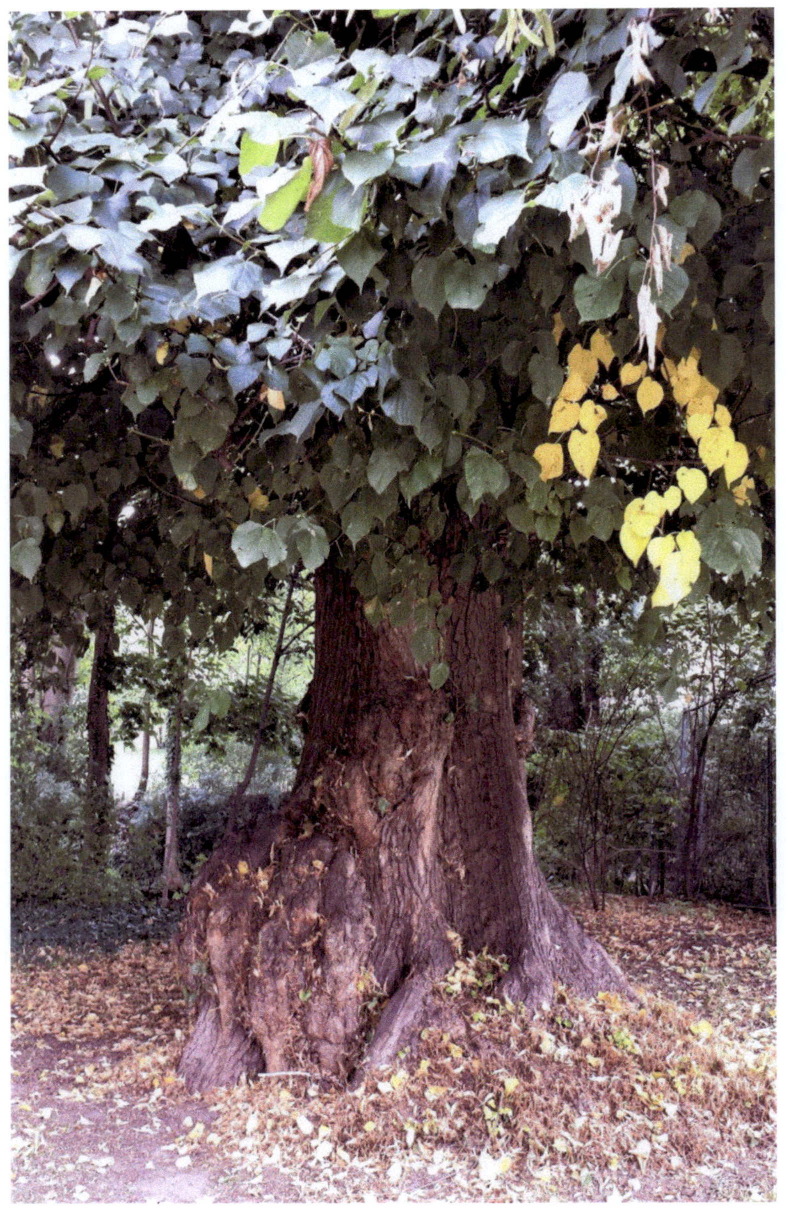

Verschiedene

Hautkrankheiten

Sag mir, was plagt dich?

Erstaunt bist du in letzter Zeit,
denn Deine Haut hat sich verändert.
Neuerdings scheint sie gerändert.
Denn hier und da, man siehst es schon
bilden sich Quaddeln und auch Blasen.
Dir näherkommen geht nicht mehr,
willst alle Leute vor dir verschonen.
Fühlst dich einsam und auch leer.
Würdest lieber lachen und nicht weinen.
Auch nicht so verletzlich sein
und nicht empfindlich wie Mimosen.

Volksmund

Es juckt einem das Fell
Es geht einem unter die Haut
Man will die eigene Haut retten
Jemand ist empfindlich wie eine Mimose
Es ist zum aus der Haut fahren

Pathogenese

Hautkrankheiten sind schon deshalb sehr unangenehm, weil die Krankheit „sichtbar" ist. Ob es Juckreiz (Pruritis), Akne, Ekzeme, Exantheme, Psoriasis (Schuppenflechte), Neurodermitis, Urtikaria (Nesselsucht), Quaddeln oder Schwellungen sind, sie sind einfach unangenehm.

Die Ursachen sind genauso vielfältig wie die äußerlich sichtbaren Symptome. Häufige Ursachen sind:

- Stoffwechselkrankheiten oder –veränderungen (z.B. Diabetes mellitus),
- Störungen in der Funktion des Immunsystems,
- Nahrungsmittelunverträglichkeiten,
- Umweltfaktoren oder andere äußere Einflüsse,
- Medikamente,
- hormonelle Störungen oder
- Veränderungen und
- Infektionen.

Bei einer akuten eitrigen Entzündung eines Haarfollikels und der Talgdrüse ist ein schmerzhafter, bis zu einigen Zentimetern großer, geröteter Knoten mit zentralem Eiterpfropf und starker Schwellung sichtbar.

Nach einer Windpockeninfektion kann Jahre später eine Gürtelrose (Zoster) auftreten. Dabei leiden die Betroffenen unter sehr heftigen, brennenden Schmerzen. Diese werden von einem Ausschlag in Form von kleinen Bläschen begleitet. Die Schmerzen und der Ausschlag betreffen immer das Versorgungsgebiet von einem oder mehreren Nerven.
Die Schmerzen können noch lange nach Abklingen des Ausschlags weiter bestehen bleiben (Postzosterneuralgie).

Akne ist eine Pustelbildung im Gesicht, meist auftretend in der Pubertät bis ins junge Erwachsenenalter. Bei starker Akne bleiben dauerhaft Narben zurück.

Die Schuppenflechte ist eine Autoimmunerkrankung, die neben der Haut noch andere Organe betreffen kann. Sie verläuft schubweise und geht mit einer starken Schuppung und

Verdickung der Haut einher. Oft tritt die Schuppenflechte familiär gehäuft auf.

Sowohl die Schuppenflechte als auch die Neurodermitis sind die mit am häufigsten auftretenden Autoimmunerkrankungen.

Anhand der betroffenen Körperstelle kann ein erfahrener Therapeut bereits Rückschlüsse auf die Ursache ziehen.

Therapie

Die Therapie von Hauterkrankungen ist oftmals nicht einfach. Je nach Ursache kommen z.B. Antibiotika oder Cortison zum Einsatz.

Naturheilkundlich sollte die Frage der richtigen Ernährung geklärt werden.

Die Zufuhr von - an die jeweilige Erkrankung angepassten - Mineralstoffen und Vitaminen, ebenso wie pflanzliche und homöopathische Arzneimittel unterstützen zusätzlich.

Weitere gute Erfolge habe ich mit der Eigenblutbehandlung und der Anwendung von Phototherapiepflastern erzielt.

Psychodynamik

Die Haut ist unser größtes Kontaktorgan mit der Umwelt. Erkrankungen der Haut treten bei Menschen auf, die Kontaktschwierigkeiten mit der Umwelt haben.

Äußerlich sind diese Menschen sehr verbindlich, innerlich sind sie sehr distanziert. Sie haben Angst davor, verletzt zu werden. Durch die Hautsymptome halten sie sich ihre Mitmenschen buchstäblich vom Leib. Sie öffnen sich nur den Menschen gegenüber, zu denen sie ganz viel Vertrauen haben.

Andererseits möchten sie „dazu gehören“. Dieser Zwiespalt belastet sie. Sie können sich jedoch aus ihrer Unsicherheit und ihrem Misstrauen nicht lösen.

In ihrer Persönlichkeit sind sie empfindsam, empfindlich und leicht zu verletzen. Ihre Verletzlichkeit versuchen sie zu verbergen. Da sie alles persönlich nehmen und keine Kritik vertragen, ziehen sie sich schnell beleidigt in ihr Schneckenhaus zurück.

Fazit

Den äußeren Schutz, nämlich die Haut, durchlässiger zu machen, ist schwierig. Denn diese Barriere besteht nur, weil eine ungeheure Sensibilität vorhanden ist.

Zuerst muss am mangelnden Selbstvertrauen des Betroffenen gearbeitet werden. Dazu gehört die Akzeptanz der eigenen Persönlichkeit mit ihren Stärken und Schwächen.
Jeder Mensch ist gleichwertig. Keiner ist besser oder schlechter als der andere.

Durch den Mut, sich selbst zu verwirklichen, d.h. zu sagen „ich bin“, „ich will“, „ich kann“, und die Umsetzung der eigenen Vorstellungen bekommt für sie das Leben eine viel bessere Qualität.

Schritt für Schritt sollte der Betroffene der Umwelt gegenüber Vertrauen aufbauen. Dadurch kann er sich so langsam

dem „Du“ gegenüber öffnen. Dies fällt ihm mit seinem neu aufgebauten Selbstbewusstsein leichter.
Die Betroffenen erkennen, dass sie sich Fehler leisten können, weil die Umwelt ihnen diese verzeiht.

Das Motto:
„Du selbst bist das Fenster, durch das du die Welt siehst“
sollte ihr Leitbild sein.

Durch diese Erkenntnis und den daraus resultierenden Veränderungen steht einem freieren und glücklicheren Leben nichts mehr im Weg.

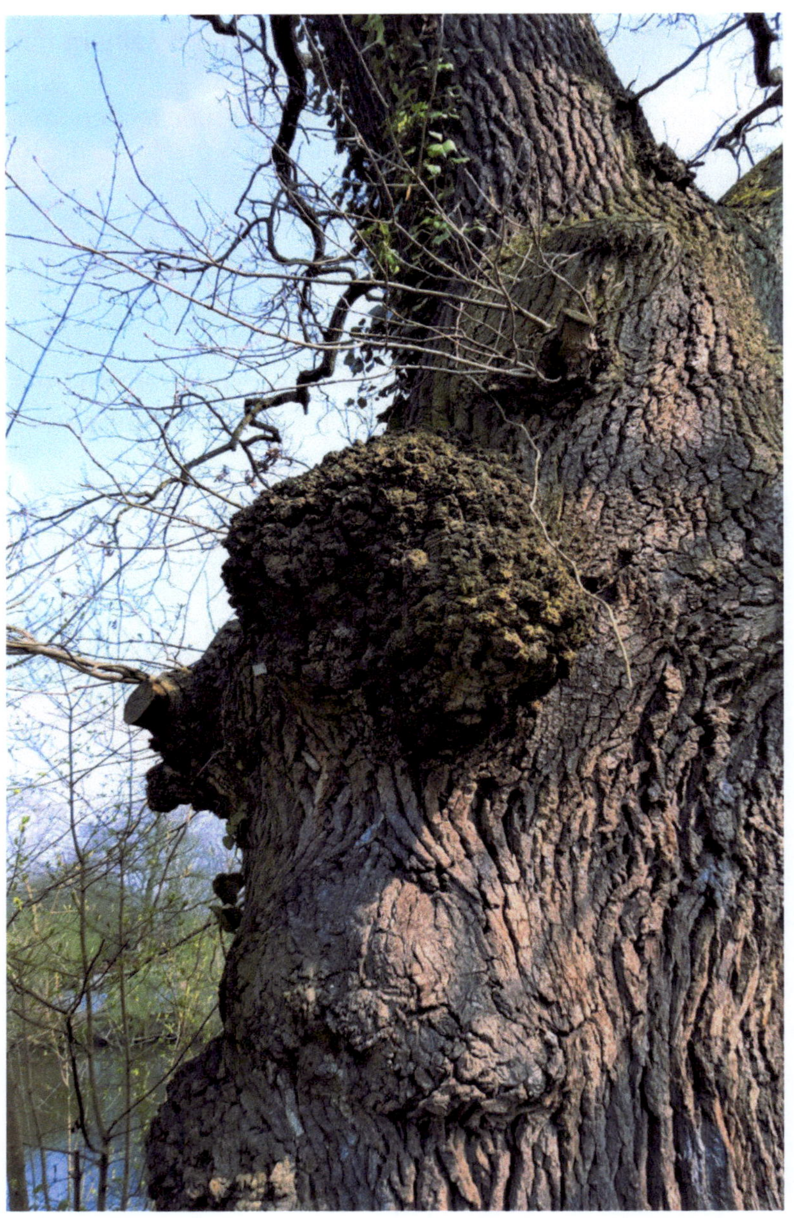

Neuralgien

Sag mir, was plagt dich?

Es zieht und zuckt bei jedem Wetter.
Wann wird es endlich einmal besser?
Mal tut es hier weh und mal da,
mal wieder nicht, ist das normal?
Jetzt ist es ganz besonders schlimme,
ein Ungewitter erhebt die Stimme.
Jetzt lacht die Sonne am Horizont
der Schmerz ist weg, welch eine Wonne.
So geht es mit den Schmerzen
schon lang bergauf und ab.
Kann man sie nicht ausmerzen,
damit man wieder Ruhe hat?

Volksmund

Ganz nervös sein vor lauter Aufregung
Zittern wie Espenlaub
Nicht ruhig sitzen bleiben können
Ein einziges Nervenbündel sein
Vor lauter Schreck bleich und starr werden
Die Nerven liegen blank
Einem Nervenzusammenbruch nahe sein

Pathogenese

Nervenschmerzen (Neuralgien) können durch verschiedene Ursachen wie

- Vernarbungen,
- Infektionen (z.B. Zoster-Neuralgie),
- Bandscheibenvorfälle,
- Spinalkanalstenosen,
- Zahnbehandlungen (Trigeminusneuralgie),

- Injektionen,
- Stress oder
- Durchblutungsstörungen entstehen.

Dabei können die Schmerzen ständig vorhanden sein (z.B. bei einem akuten Bandscheibenvorfall) oder nur durch bestimmte Reize wie Kauen, Luftzug oder Berührungen ausgelöst werden.

Die Schmerzattacken können sekunden- bis stundenlang anhalten. Bei einigen Erkrankungen bilden sich die Neuralgien mit der Ursache wieder zurück (z.B. Bandscheibenvorfall), bei anderen bleiben sie dauerhaft bestehen.

Therapie

Klassisch werden Schmerzmittel, eventuell je nach Stärke der Beschwerden kombiniert mit Psychopharmaka verabreicht.

Neuraltherapeutisch kann man in der Naturheilkunde manchmal richtige Wunder bewirken. Vor allem in Kombination mit Phototherapiepflastern tritt eine rasche Erleichterung ein.

Abhängig von der jeweiligen Ursache der Neuralgien kommen dann noch weitere Behandlungsmethoden zum Einsatz.

Bei chronischen Neuralgien müssen Schmerzbewältigungsstrategien, unter Umständen mit Hilfe eines Psychotherapeuten, erlernt werden.

Des Weiteren helfen eine entspannte Haltung zum Leben, entsprechende Verhaltensweisen und, nicht zu unterschätzen, Ablenkung.

Psychodynamik

Die Betroffenen sind aufgrund eines mangelnden Selbstbewusstseins sehr empfindlich.
Dies wird verstärkt durch die Neuralgie, da ihre Nerven buchstäblich blank liegen. Ihr Nervenkostüm ist total überreizt und sie können bei der kleinsten Kleinigkeit ausrasten.

Kein Wunder, dass sie manchmal nicht ein noch aus wissen oder was vorn oder hinten ist. Sie sind total überfordert und fühlen sich über die Maßen beansprucht.

Sie sind sehr dankbar, wenn jemand sich um sie kümmert und für sie da ist. Das gibt ihnen Vertrauen und Sicherheit, denn die Betroffenen sind überaus unsichere und sensible Menschen.

Innerlich total angespannt warten sie stets auf die nächste Schmerzattacke. Sie fühlen sich himmelhoch jauchzend und zu Tode betrübt. Dieses ständige Auf und Ab belastet sie jedoch zusätzlich.

Die Neuralgie macht sie im Laufe der Zeit mürbe. Depressionen und sogar Suizidgedanken können sich einstellen. Doch auf der anderen Seite haben sie einen unbändigen Überlebenswillen.

Wenn sie die Neuralgie nicht hätten, wären sie positive, entgegenkommende und kommunikative Menschen.

Für sie ist es ganz wichtig, in einem Familienverbund aufgefangen zu sein. Menschen um sich zu haben, die sich um sie kümmern und sorgen.

Gerne geben sie die Verantwortung für Entscheidungen und Verpflichtungen ab.
Ihr persönliches Umfeld darf ihnen dann sagen, was sie zu tun oder zu lassen haben. Bei jedem Anderen lehnen sie dies jedoch strikt ab und reagieren rigoros.

Fazit

Der Aufbau ihres Selbstvertrauens ist schwierig und ein langwieriger Prozess. Ohne die Hilfe eines Psychotherapeuten ist dies kaum zu schaffen.

Am Ende dieser Entwicklung erlangen sie Vertrauen in ihre eigene Leistungsfähigkeit und Respekt sich selbst gegenüber.
Dies ermöglicht ihnen eine Lockerung der Familienbande, so dass sie weiterhin dazu gehören und trotzdem unabhängig sind.

Ich bezeichne das gerne als ein Gefühl der freien Verbundenheit.

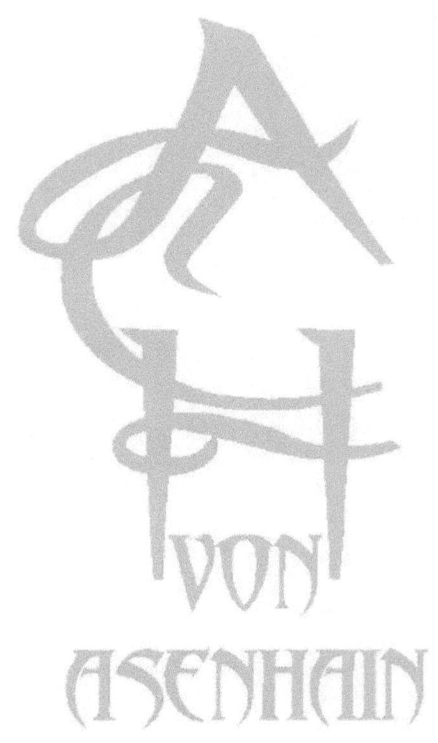
VON
ASENHAIN

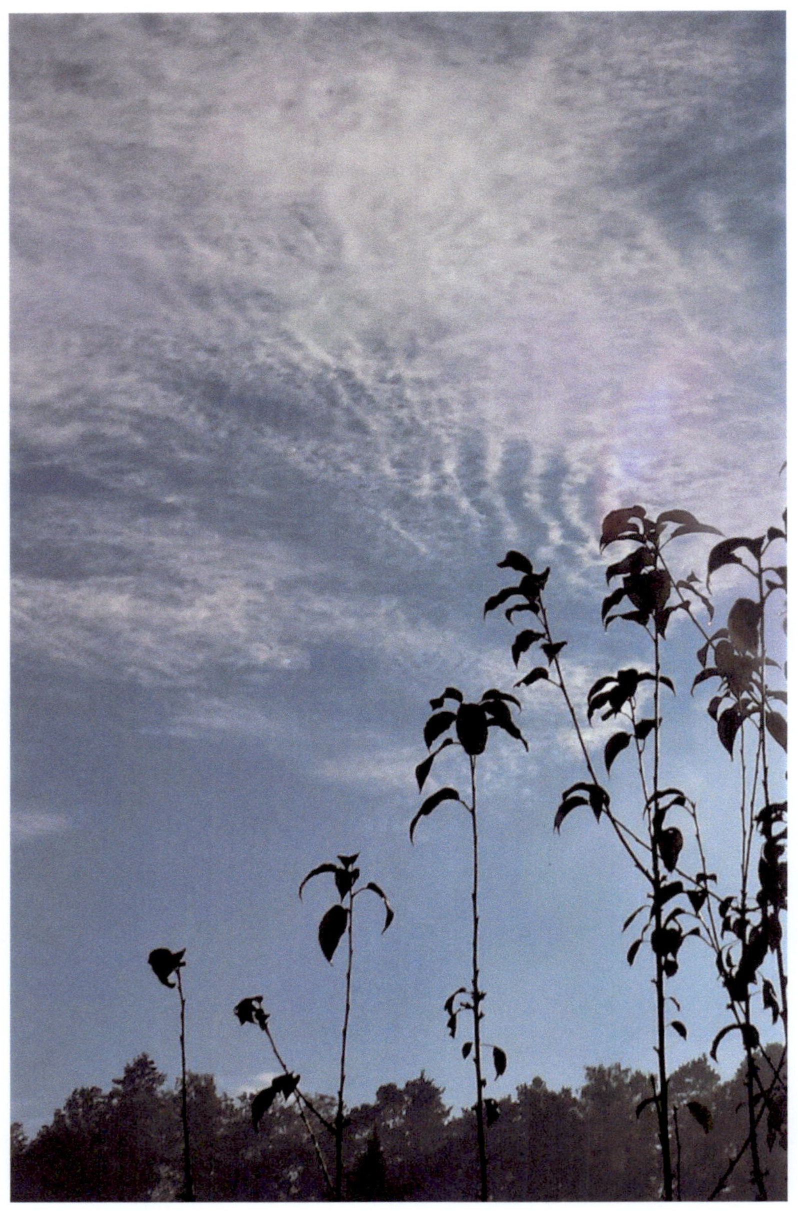

Schlafstörungen

Sag mir, was plagt dich?

Der Körper wälzt sich hin und her.
Dein Geist beruhigt sich nicht mehr.
Anstrengend war für dich der Tag.
Es war ganz viel, was du nicht magst.
Nach all den vielen Dingen
atmest du jetzt ein und aus.
Lässt noch nicht los - es dauert noch.
Fällst nach der Anstrengung
in ein tiefes Loch
Jetzt wirst du langsam immer ruhiger.
Erholst dich von des Tages Müh.
Lass los den Tag,
damit du wieder Frieden findest.
Die Nacht kommt ganz bestimmt.
Ein Licht voll Energie soll dich ummanteln.
Dann bist du frisch, ausgeruht und munter
am anderen Morgen,
energiegeladen und ohne Sorgen.

Volksmund

Den Kopf nicht frei bekommen
Jemand wälzt seine Probleme noch im Schlaf
Nicht zur Ruhe kommen
Den Tag nicht loslassen können

Pathogenese

Die Ursachen von Schlafstörungen sind äußerst vielschichtig. Diese können durch äußere Einflüsse wie anhaltender Stress, Trauer, nicht bewältigte traumatische Erlebnisse als auch psychische Einflüsse, durch degenerative Prozesse sowie Störungen in den Nervenfunktionen, hormonelle Einflüsse und vieles andere mehr entstehen.

Genauso umfassend sind die Folgen von Schlafstörungen:

- Störungen des Schlafrhythmus,
- Müdigkeit und Übermüdung,
- Ängste,
- Sorgen,
- Grübeleien und
- Schuldgefühle,
- psychische und psychiatrische Erkrankungen,
- tiefe Niedergeschlagenheit bis hin zu
- schweren Depressionen,
- gereizte Stimmung,
- Konzentrations- und Denkstörungen,
- Leistungsstörung und –verfall,
- Burnout,
- Gefühlsleere sowie
- sozialer Rückzug,
- organische Folgen wie Verdauungsbeschwerden,
- Bluthochdruck,
- Kopfschmerzen,
- Schwindelgefühle,
- Appetitlosigkeit,
- Atembeschwerden,
- Herzbeklemmung bzw. Herzrhythmusstörungen als auch
- Schweißausbrüche.

Sie beobachten ihre Schlafqualität und –menge übergenau und registrieren jede kleinste Schwankung oder Änderung in ihrem Schlafverhalten.

Therapie

Der erste Schritt ist eine genaue Diagnostik der Schlafstörung, eventuell in einem Schlaflabor.

Bei der Therapie entscheidend ist die Feststellung der auslösenden Faktoren. Diese Ursachen müssen ebenso wie die Folgen der Schlafstörungen behandelt werden.

Unter Umständen muss die Schlafstörung zunächst mittels medikamentöser und psychotherapeutischer Maßnahmen eingedämmt werden.

In der Naturheilkunde ist die Farblichttherapie bzw. die Behandlung mit Phototherapiepflastern sehr erfolgreich.

Phytotherapeutische Medikamente sowie Nahrungsergänzungen, Spaziergänge oder Wanderungen, Hobbys und gute und verständnisvolle Kontakte unterstützen den Heilungsprozess.

Da es immer wieder zu Rückfällen kommen kann, ist der emotionale Rückhalt in der Familie oder durch einen Therapeuten für die Betroffenen sehr wichtig.

Psychodynamik

Die Betroffenen sind äußerst sensibel und dünnhäutig. Sie sind in sich zerrissen und haben oft das Gefühl, in zwei Welten zu leben.

Diese Unsicherheit und die Empfindung, fremden Einflüssen willkürlich und hilflos ausgeliefert zu sein, macht sie weinerlich. Sie sind überzeugt, dass sie sich nicht schützen und abgrenzen können.

Sie werden unkonzentriert und fahrig. Sie können nicht mehr zu sich selbst finden. Manchmal haben sie sogar das Gefühl, verrückt zu werden.

Dieses ganze Gefühlschaos kann sich so sehr aufbauen, dass sie Selbstmordgedanken hegen.

Sie sind sich klar darüber, dass ihr Leben so nicht weiter gehen kann.
Trotzdem fällt ihnen eine Veränderung schwer, weil sie durch die Schlaflosigkeit und ihre Folgen viel Aufmerksamkeit von ihrer Umwelt erhalten.

Sie fühlen sich als etwas Besonderes.

Fazit

Der Therapeut muss mit den Betroffenen ergründen, wo die Ursachen für ihre Zerrissenheit, Unsicherheit und Hilflosigkeit liegen.

Um sie für diesen Weg zu öffnen, muss er den Leidenden viel Aufmerksamkeit und Geduld schenken. Es ist notwendig, den Leidenden im Hier und Jetzt zu verankern.

Erst dadurch besteht für sie die Möglichkeit mit sich eins zu werden.
Oftmals helfen dabei Techniken, durch die sie sich besser abgrenzen können.

Sind die Betroffenen „geerdet“, können sie gut schlafen und sie haben ein bewusstes und glückliches Leben vor sich.

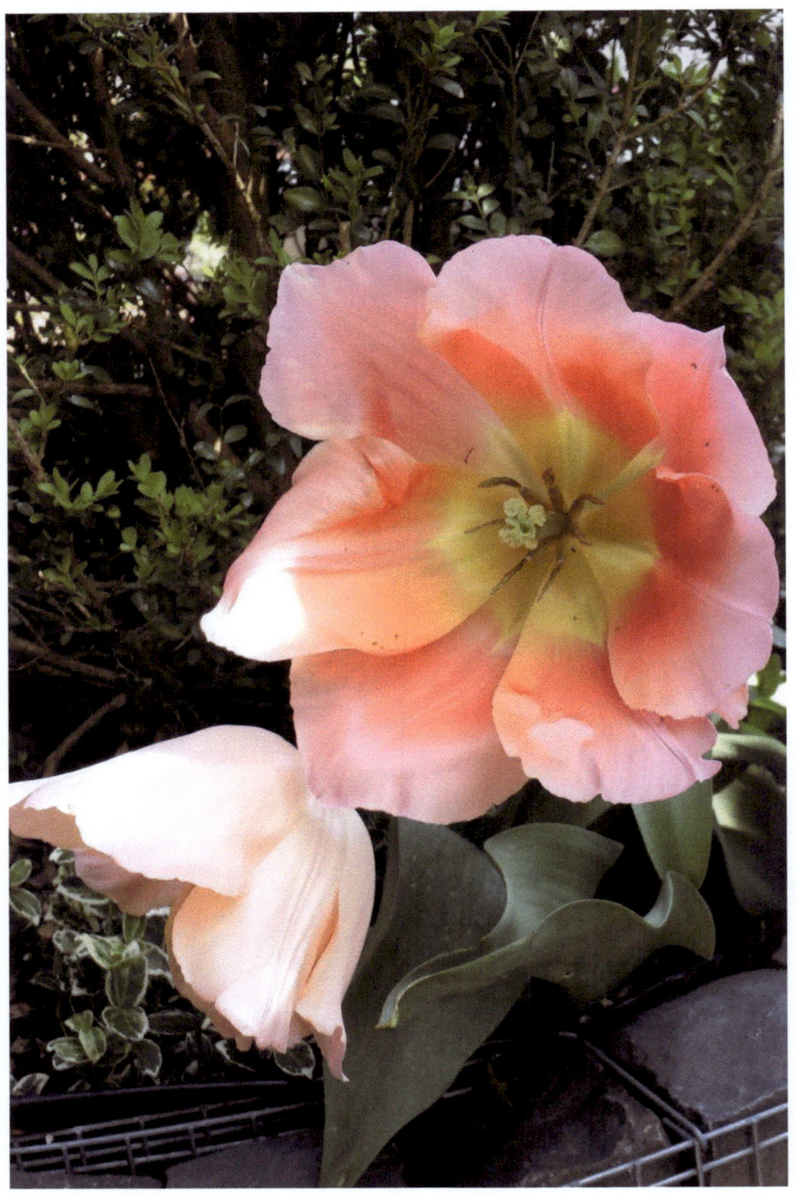

Myom

Sag mir, was plagt dich?

Es wächst in dir, wird immer größer,
breitet sich und dehnt sich aus.
Ich glaub, es ist dein Bauch.
Der wächst ganz fürchterlich.
Wie kann das sein?
Zeitmäßig ist es nicht mehr möglich.
Gern hättest du gehabt
Kinder in großer Zahl.
Jetzt ist die Zeit schon lang vorbei.
Ist nur ein leerer Ball.

Volksmund

Das Problem ist lange nicht so groß wie es scheint
Etwas wird ausgebrütet
Irgendwann platzt die Bombe
Ein Windei sein
Nichts weiter als heiße Luft

Pathogenese

Myome sind gutartige Wucherungen (Tumore) in der Gebärmutter. Es ist ein sehr häufiger gynäkologischer Befund und findet sich bei ca. 20-30 % aller Frauen nach dem 30. Lebensjahr.

Myome entstehen und wachsen unter dem Einfluss von weiblichen Geschlechtshormonen, den Östrogenen. Nach dem Klimakterium kommt es meist zu einer langsamen Rückbildung.

Bei der frauenärztlichen Untersuchung werden sie meist zufällig entdeckt, da sie oft schmerz- und symptomlos sind.

Befinden sich mehrere Myome in einer Gebärmutter spricht man von einem Uterus myomatosus.

Sie können unterschiedliche Symptome und Beschwerden auslösen wie:

Sexuelle Funktionsstörung oder fehlendes sexuelles Interesse,
Zwischenblutungen oder verstärkte Monatsblutungen,
Druckgefühl im Bereich der Nachbarorgane,
Beschwerden beim Wasserlassen und Stuhlgang,
Bauchschmerzen,
Obstipation,
Abortneigung,
Sterilität,
Anämie.

Therapie

Symptomlose Myome müssen normalerweise nicht behandelt werden. Eine Therapie ist erst notwendig, wenn sie Beschwerden verursachen oder zu groß werden. Sie werden dann operativ entfernt.

Naturheilkundlich kann mit der Blutegeltherapie, Neuraltherapie, Akupunktur, Phytotherapie, Homöopathie und andere Verfahren ein Rückgang des Myoms bewirkt werden.

Zusätzlich ist wichtig, das Bindegewebe zu stärken.

Da Myome jederzeit wieder auftreten können, ist eine regelmäßige frauenärztliche Kontrolle angeraten.

Psychodynamik

Es handelt sich überwiegend um sensible, empfindsame und empfindliche Frauen.

Die Betroffene sollte sich noch einmal bewusst mit dem Thema „Kind“ auseinandersetzen.

Oft handelt es sich um Frauen, die einen starken intensiven Kinderwunsch haben und diesen verdrängen, keine eigenen Kinder bekommen können oder eine sehr enge Bindung zu ihren Kindern und deren Nachkommen haben.

Ihr Denken und Tun dreht sich um ihre – vorhandenen oder gewünschten – Kinder. Sie sind familiär und fürsorglich. Sie tun alles für ihre Lieben und engagieren sich sehr im Familienleben.

Selbst wenn ihre Kinder schon lange eigene Wege gehen, bleibt ihre Fürsorge weiterhin bestehen. Sie wird dann sogar auf die Familien ihrer Kinder übertragen. Sie lassen ihre Kinder nie richtig los.

Die Kinder kommen für sie immer an erster Stelle. Der eigene Partner spielt eine nachrangige Rolle. Bei kinderlosen Paaren ist für die Frauen der Mann stattdessen der Mittelpunkt ihres Lebens.

Fazit

Neben eventuell notwendigen operativen Maßnahmen sollten sich die Frauen bewusst noch einmal mit dem Thema

„Kind“ auseinandersetzen, um ein erneutes Auftreten von Myomen oder eine Vergrößerung bereits vorhandener zu vermeiden.

Allerdings besteht dabei das Problem, dass sich diese Frauen in der Regel mit ihren Familienstrukturen sehr wohl fühlen und sich überhaupt nicht vorstellen können, anders zu denken und zu leben.
Aus diesem Grund verändern sie meistens nichts.

Bei kinderlosen Frauen ist ein gewisser Leidensdruck durch den unerfüllten Kinderwunsch vorhanden. Sie sind eher in der Lage, ihre Gedanken umzustellen.

Da dies ein „Urthema“ für alle Frauen ist, ist das jedoch nicht einfach.

Jede Frau muss sich in ihrem Leben damit auseinandersetzen. Frauen sind alle „Urmütter“, die Gebärenden. Ihnen allein ist es vorbehalten, Leben hervor zu bringen.

Darauf sollte sie stolz sein, denn es ist schön und unvergleichlich.
Dies bedeutet jedoch nicht, dass alle Frauen Kinder bekommen können oder müssen.

Wie bei vielen anderen bereits geschilderten Krankheitsbildern in diesem Buch ist es hier ebenso wichtig, zu akzeptieren wie das eigene Leben verläuft.

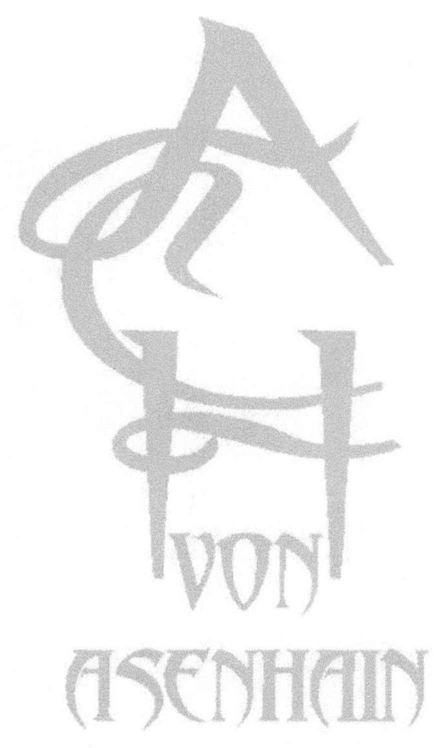
VON
ASENHAIN

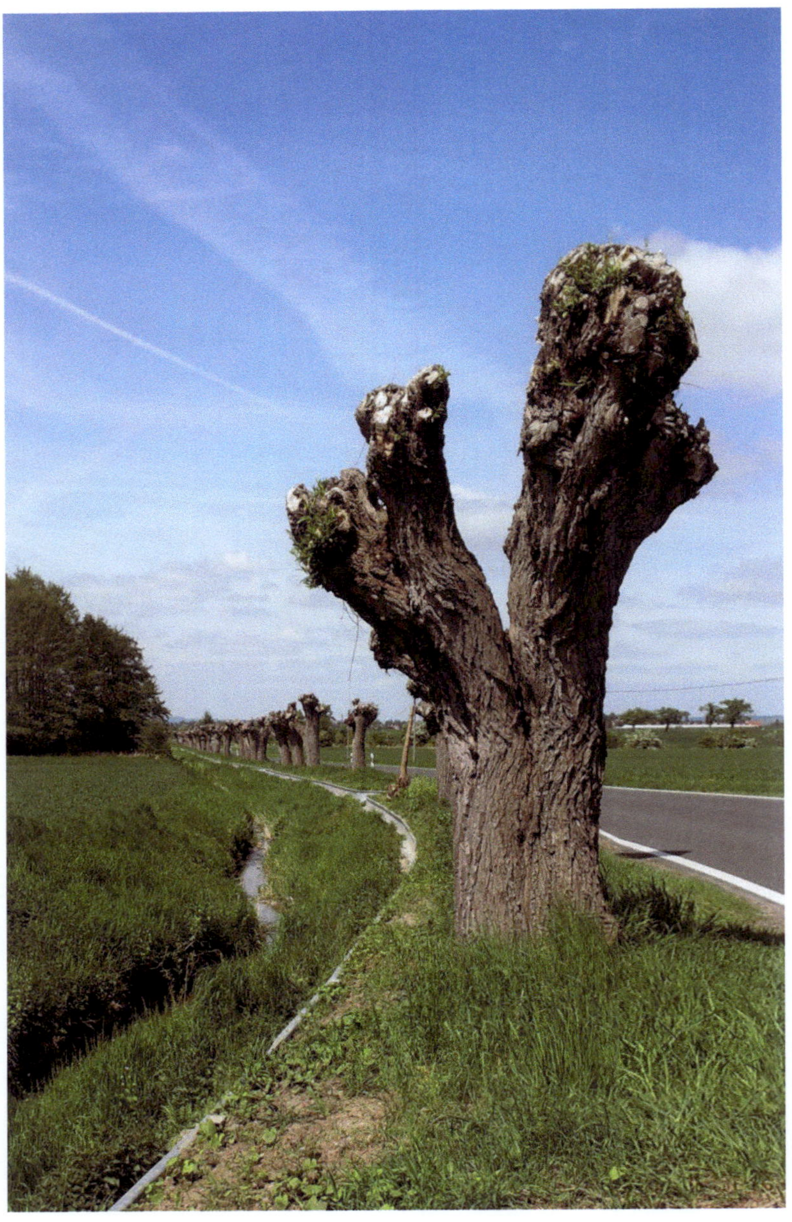

Unfälle

Sag mir, was plagt dich?

Pass auf, dein Tritt, er ist daneben.
Du stürzt und fällst ganz fürchterlich.
Warum hast du nicht hingeschaut,
damit‘ s dich nicht auf die Nase haut?
Jetzt blutest du ganz stark und viel,
schlimm sieht es aus, bleib jetzt ganz kühl.
Eins nach dem andern ist zu tun.
Reinige und säubere dich dann gut,
aufstehen, sammeln und auch ruh ‘n.
Sei froh, dass es nicht schlimmer war
und du dem Notarzt bist entkommen.
Zukünftig achte auf deinen Schritt,
damit du nicht mehr daneben trittst.

Volksmund

Jemand liegt total daneben
Richtig auf die Nase fallen
Nicht auf seinen Weg geachtet haben
Ein richtiger „Hans-guck-in-die-Luft“ sein
Über jeden Stein stolpern, der auf dem Weg liegt
Man sollte mal rechts oder links schauen
Voll gegen die Wand laufen
Jemand rechnet nicht mit Schwierigkeiten und Hindernissen

Erläuterungen

Unfälle sind keine Erkrankungen. Sie können allenfalls Beschwerden und Krankheiten zur Folge haben.

Sollte der Betroffene „nur“ mit dem Schrecken davon gekommen sein, gibt es keine seelischen Probleme oder Hintergründe. Es handelt sich lediglich um eine momentane Situation, in der alle Beteiligten gut oder weniger gut reagiert haben.

Hat ein Unfall jedoch gesundheitliche Folgen, spielen sich im Hintergrund komplexe seelische Vorgänge ab. Diese sind jedoch individuell sehr verschieden. Dabei spielen unsere Verhaltensmuster, seelische und körperliche Verfassung, der Unfallablauf und die genaue Art der Folgekrankheiten eine Rolle.
Das bedeutet: Es gibt eine Vielzahl von Konstellationen, die alle einzigartig sind.

Aufgrund dieser Tatsache ist es mir nicht möglich, eine für alle „Verunfallten“ zutreffende Psychodynamik zu beschreiben. Diese muss mit jedem Betroffenen in einem Gespräch einzeln herausgearbeitet werden.

Alle Betroffenen finden jedoch erste Hinweise auf ihren psychodynamischen Hintergrund in dem Kapitel, in dem seine Erkrankung beschrieben wird, die als Folge eines Unfalls entstanden ist.

Zum Schluss noch ein Zitat von Baird T. Spalding, 1897:
„Krankheit und Verletzung drücken sich an der Stelle aus, wo wir an uns noch zu arbeiten haben“.

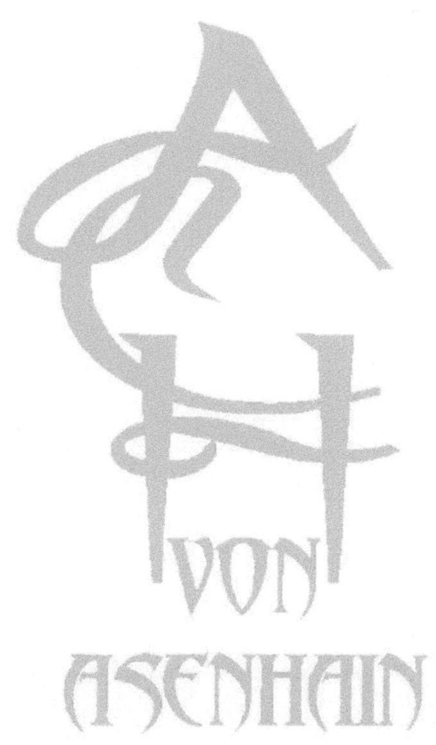
VON
ASENHAIN

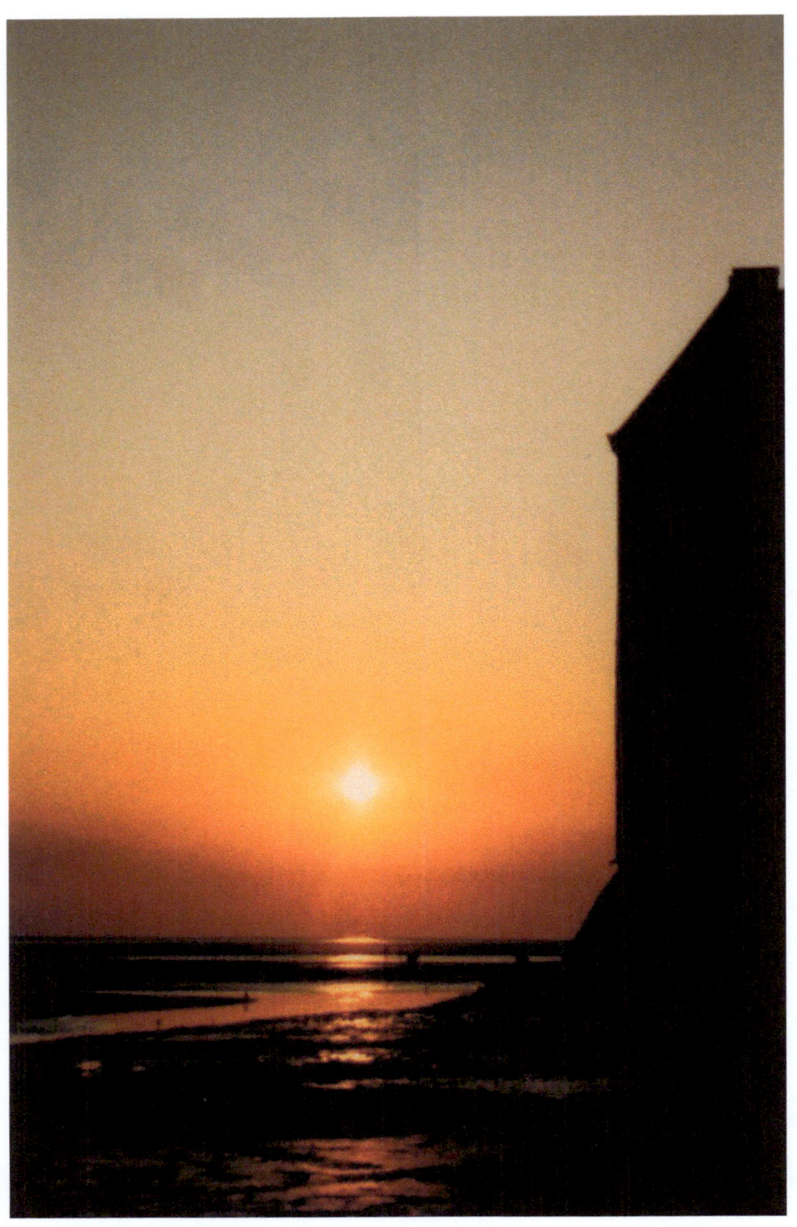

Vita

Karla Moser wurde 1947 in Heyerode/Thüringen geboren.

Die gelernte Diplom-Sekretärin beendete ihre Ausbildung zur Heilpraktikerin 1979 und ist seit diesem Zeitpunkt erfolgreich in ihrer eigenen Praxis in Schorndorf tätig.

1986 führte sie eine Studie mit dem Fraunhofer Institut zur Wirkung der Blutegeltherapie auf Fließeigenschaften des Blutes durch.

Die Blutegeltherapie ist ein Schwerpunkt in ihrem Behandlungsrepertoire. Sie ist eine Verfechterin und Vorreiterin dieser alten und traditionsreichen Behandlungsmethode.

Im Laufe der Jahre haben sich durch ihre Tätigkeit als Heilpraktikerin verschiedene Behandlungsverfahren herausgebildet. Dazu zählen unter anderem die Chirotherapie, Schröpfen, Behandlung mit Phototherapiepflastern, Ernährungsberatungen und Darmsanierungen. Ihr besonderes Interesse gilt dabei der Präventivmedizin.

Die morphogenetische Therapie hat sie auf der Grundlage des Familienstellens nach Hellinger entwickelt. Dabei hat diese mit den ursprünglichen Familienaufstellungen nicht mehr viel gemeinsam.

Der Mensch steht in seiner Gesamtheit im Mittelpunkt ihrer Aufmerksamkeit. Aus diesem Grund ist eine Lebenshilfe und Lebensberatung eine selbstverständliche Begleitung sämtlicher Therapien, egal in welchem Bereich die Hilfe notwendig ist. Ihr Behandlungsansatz ist ganzheitlich und umfasst neben dem Körper auch seelische und geistige Einflüsse.

Der intensive Kontakt zu ihren Patienten ermöglichte es ihr, ihre Erfahrungen und Beobachtungen bezüglich den Zusammenhängen zwischen Körper, Seele und Geist zu sammeln und in diesem Buch darzustellen.

Ihre Vortragstätigkeit begann 1983. Zunächst fanden die Vorträge meist für Laien statt. Seit 2002 erstreckt sich ihr Vortragsangebot zusätzlich auch auf die Weiterbildung von Kollegen.

Durch ihren großen Erfahrungsschatz kann sie den Kollegen aus der Praxis mit Tipps und Hinweisen gute Wege zum Erfolg aufzeichnen.
Mit viel Begeisterung gibt sie ihre Erfahrungen weiter.

2015 hat sie sich einen Herzenswunsch erfüllt und gründete einen eigenen Buchverlag, den

AnamCaraHaus von Asenhain Verlag.

Als Verlegerin und Autorin veröffentlichte sie unter ihrem Künstlernamen Freyja Gräfin von Asenhain zunächst nur ihre eigenen Bücher. Mittlerweile hat sie zusätzlich Fremdautoren unter Vertrag.

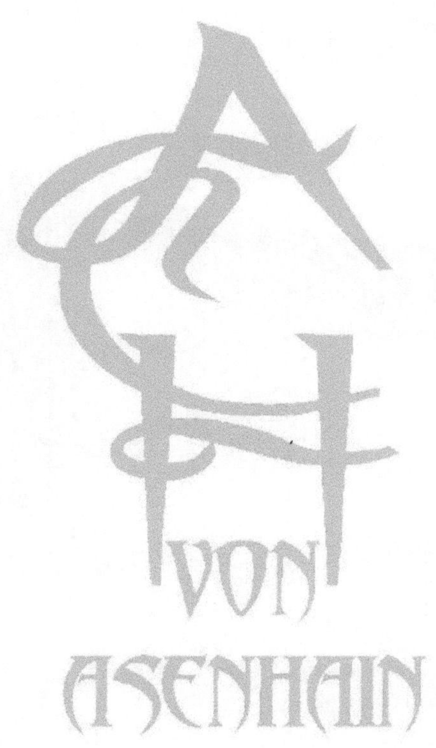
VON
ASENHAIN

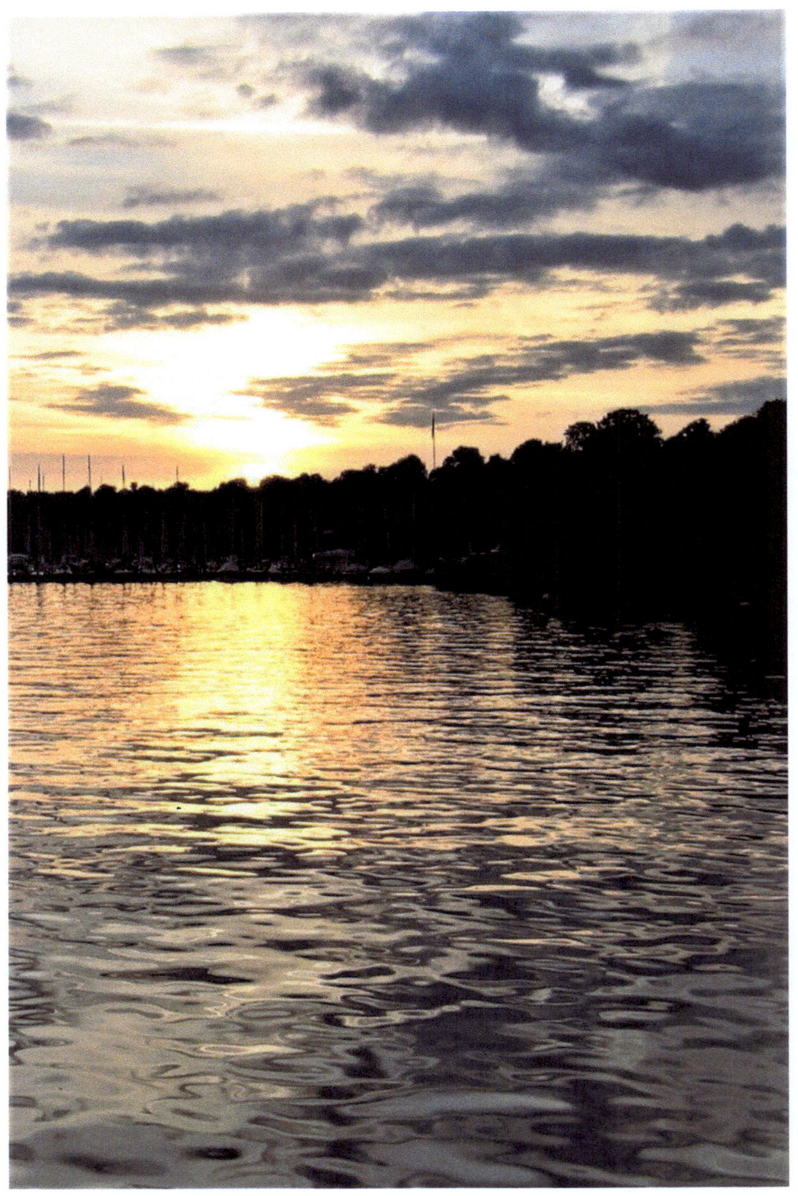

Literaturhinweise und Quellenangaben

Pschyrembel, Klinisches Wörterbuch,
Verlag de Gruyter,
ISBN 978-3-11-049497-6

Klinische Psychiatrie, Psychosomatik, Psychotherapie;
K.P. Kisker, H.Freyberger, H.K. Rose, E.Wulff;
Thieme Verlag 1991,
ISBN 3134956055

Thorwald Detlefsen, Ruediger Dahlke
„Krankheit als Weg", Bassermann Verlag, 1983,
ISBN 978-3-442-17576-5

Dr. med. Claudia Moser, Karla Moser
„So hilft Ihnen die Blutegeltherapie",
AnamCaraHaus von Asenhain Verlag 2015
ISBN 978-3-946414-00-1 Hardcover, als auch Paperback
und eBook erhältlich

Freyja Gräfin von Asenhain,
„Meine Gedichte – erster Band bis vierter Band,
AnamCaraHaus von Asenhain Verlag 2016

http://www.netdoktor.de/
http://flexikon.doccheck.com
http://www.zentrum-der-gesundheit.de
http://www.wikipedia.org/
http://www.onmeda.de/
http://www.gesundheitsinformation.de/

Interessante Kontakte

Hier erfahren Sie mehr über die Arbeit in der Naturheilpraxis Moser, ihre Therapien und Behandlungsmethoden:
www.naturheilpraxis-moser.der

Über das laufende Seminarprogramm sowie die Seminartermine können Sie hier mehr erfahren:
www.academiamedica.de

Wenn Sie sich für die Arbeit der Internationalen Gesellschaft für Blutegeltherapie e.V. (IGBT e.V.) interessieren, können Sie mehr erfahren unter:
www.blutegel-online.de

Über ihre Autorentätigkeit und Veröffentlichungen können Sie mehr erfahren unter:
www.anamcara.haus

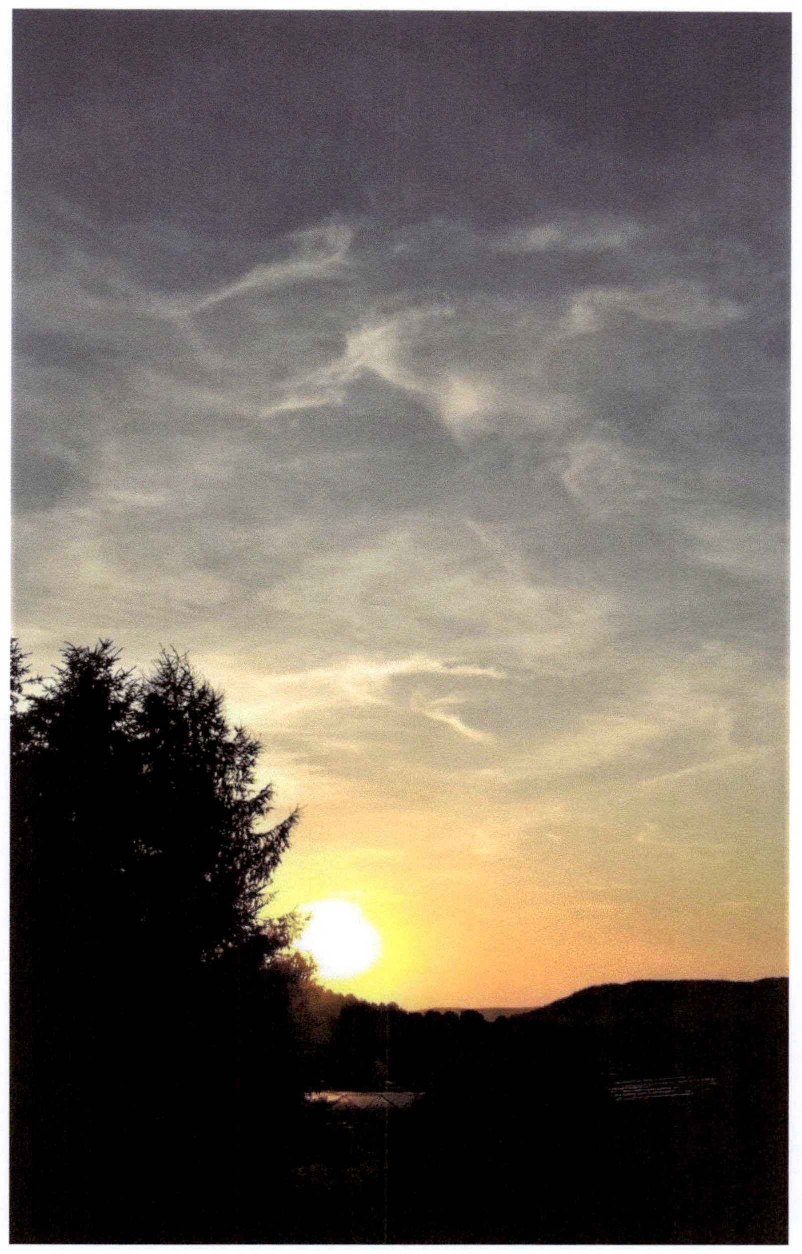